DE

L'ECZÉMA PILAIRE

PAR

Henri J.-S. HOËL,
Docteur en médecine de la Faculté de Paris,
Ancien externe des hôpitaux
Médaille de bronze l'Assistance publique.

PARIS
ALEXANDRE COCCOZ, LIBRAIRE-EDITEUR
11, RUE DE L'ANCIENNE-COMÉDIE, 11

1881

DE

L'ECZÉMA PILAIRE

DE

L'ECZÉMA PILAIRE

PAR

Henri J.-S. HOËL,
Docteur en médecine de la Faculté de Paris,
Ancien externe des hôpitaux
Médaille de bronze l'Assistance publique.

PARIS
ALEXANDRE COCCOZ, LIBRAIRE-EDITEUR
11, RUE DE L'ANCIENNE-COMÉDIE, 11

1881

DE

L'ECZÉMA PILAIRE

Pendant notre année d'externat à l'hôpital Saint-Louis, dans le service de M. E.Besnier, nous avons été frappé de la fréquence de l'eczéma pilaire superficiel ou profond; et notre éminent maître ne manquait pas d'attirer notre attention sur la longueur souvent désespérante de la maladie, sur la fréquence des récidives, sur la difficulté et les minuties du traitement et surtout sur la nécessité absolue dans bien des cas de l'épilation, en dehors même de l'existence de tout parasite.

Il nous faisait aussi observer avec soin que l'eczéma des régions pilaires, à mesure qu'il devient plus ancien, tend à devenir plus profond, à envahir peu à peu tout le derme et le tissu cellulaire sous-cutané, à former des indurations analogues à celles qui existent dans le sycosis avec une diminution de l'adhérence du poil à son follicule.

Il nous faut tout d'abord distinguer entre l'eczéma des régions pilaires et l'eczéma pilaire proprement dit. L'eczéma des régions pilaires est celui qui accompagne l'eczéma des parties glabres. Ainsi un individu a un eczéma de la face, l'eczéma envahit la barbe ; c'est là un eczéma vulgaire, et l'eczéma concomitant des parties pilaires suit la marche et les péripéties de celui des parties voisines. Les croûtes y sont un peu plus longues à tomber, la rougeur plus lente à disparaître ; mais il n'y a rien de spécial. Nous ne nous en occuperons pas.

Il n'en est plus de même de l'eczéma pilaire véritable, de celui qui se développe primitivement dans les parties pilaires. Tel individu a simultanément des placards eczémateux sur le cuir chevelu, aux sourcils, à la barbe, à l'aisselle, au pubis, et pas un placard sur les parties glabres ; il semble qu'il y a dans ce cas une prédisposition topographique spéciale. Cet eczéma pilaire a une forme clinique propre : croûtes extrêmement adhérentes aux poils qu'elles englobent, fissures nombreuses; durée extrêmement longue ; tendance aux récidives plus grande que dans tout autre eczéma; marche chroniquement envahissante. C'est dans cette forme d'eczéma que la peau tend le plus à s'épaissir, à s'œdématier, à se prendre dans toute son épaisseur ; c'est enfin dans cette forme seule que le follicule pileux s'enflamme et que l'eczéma devient sycosique.

L'eczéma pilaire se présente sous deux formes principales :

1° Tantôt la peau a son épaisseur et sa consistance normales, ou est légèrement épaissie et infiltrée sur une étendue plus ou moins grande : c'est l'*eczéma pilaire simple*, avec ses variétés.

A. Eczéma vésiculeux.

B. Impétigo, que nous considérons comme une forme de l'eczéma .

C. Eczéma squameux, pityriasique.

2° Tantôt la partie malade présente des pustules traversées à leur base par des poils, et des indurations ou en nappe ou sous forme de tubercules ; c'est l'*eczéma profond*, *l'eczema-*

Cette forme a elle-même deux variétés.

A. La première, décrite par Devergie et Bazin. caratérisée par une éruption de petites papulo-pustules dures traversées chacune à sa base par un poil, donnant lieu à une surface croûteuse au-dessous de laquelle la peau est légèrement indurée. Cette variété, pouvant exister sur toutes les parties pilaires, a cependant comme localisation habituelle, la lèvre supérieure et principalement le sillon médian de cette lèvre. Cette forme est remarquable par son siège typique, par sa cause qui est le plus souvent un écoulement nasal, par sa ténacité et la fréquence de ses récidives.

Cette variété, comme l'a dit M. Hardy, ne mérite pas entièrement le nom de sycosiforme qui lui a été donné, car elle n'a pas les caractères du sycosis (indurations tuberculeuses et diminution de l'adhérence du poil à son follicule).

Il vaut mieux l'appeler, comme l'a fait M. E. Besnier, « eczéma pilaire de la lèvre supérieure, ou eczéma récidivant de la lèvre supérieure. »

On peut considérer cette variété comme anatomiquement intermédiaire entre l'eczéma simple et l'eczéma sycosiforme vrai.

B. Dans ce dernier, consécutivement aux phénomènes ordinaires de l'eczéma (vésicules, croûtes, squames), on voit se developper à la base des poils des pustules plus ou moins volumineuses, et des indurations arrondies, des tubercules avec une adhérence moindre des poils.

Ces deux formes de l'eczéma pilaire, simple et profonde, ne sont que deux périodes de la même affection ; entre les deux il y a des transitions insensibles.

Nous aurons à étudier ces deux formes et leurs variétés dans les différentes parties pilaires : cuir chevelu, sourcils, cils, barbe, aisselle, pubis.

Le sujet, qui fait l'objet de notre thèse, est loin d'être

nouveau. On trouve jusque dans les auteurs anciens des descriptions plus ou moins rapides, plus ou moins exactes de l'impétigo du cuir chevelu, par exemple. Mais les autres formes de l'eczéma de la tête sont peu décrites, et l'on ne rencontre que quelques mots sur l'eczéma des sourcils, des cils, de l'aisselle. Quant à celui de la barbe Devergie, le premier, voit la relation de l'eczéma avec le sycosis; il décrit son impétigo de la lèvre supérieure, qu'il appelle improprement sycosiforme.

MM. Hardy et Hébra particulièrement ont bien montré la transformation de l'eczéma en sycosis; mais leurs descriptions sont brèves.

C'est en constatant cette brièveté de l'exposition symptomatique, la dissémination des éléments de l'étude de l'eczéma pilaire en des articles différents : impétigo, eczéma, sycosis, que nous avons été amené à considérer comme opportun de tenter un essai sur l'eczéma pilaire, comptant d'autre part sur l'indulgence de nos juges.

Nous nous sommes guidé surtout sur le livre et les articles de dictionnaire, de M. le professeur Hardy, sur l'étude remarquable de Hébra, sur les leçons de l'illustre Bazin, sur l'enseignement et les nombreux conseils de M. E. Besnier, et sur l'observation des faits que nous avons poursuivis avec le plus grand soin et avec le seul désir de rechercher ce qui est exact.

Il nous reste à remercier notre bien cher maître, M. E. Besnier, de son extrême bienveillance à notre égard, des excellents préceptes que nous avons puisés à ses savantes leçons, des conseils qu'il nous a donnés pour notre thèse. Qu'il veuille bien recevoir l'hommage de notre thèse comme un travail inspiré par lui, et comme un faible témoignag de respect et de reconnaissance.

Que nos autres maîtres de l'École et des hôpitaux reçoivent aussi l'expression de notre profonde gratitude.

Nous remercions M. Balzer d'avoir bien voulu, avec sa grande compétence, revoir nos préparations et s'assurer dans les cas douteux que nous n'avions pas affaire à une affection parasitaire.

Nos remerciements aussi à notre ami M. Haussmann, externe des hôpitaux, qui nous a communiqué une leçon inédite de M. Vidal, médecin de Saint-Louis, sur l'eczéma sycosiforme.

HISTORIQUE.

L'historique de l'eczéma pilaire se confond, on le comprend, avec celui de l'eczéma en général.

L'eczéma pilaire, au moins dans quelques-unes de ses formes, est décrit depuis bien longtemps. Dans les auteurs anciens on trouve, sous les noms les plus divers, des traces descriptives plus ou moins nettes de l'impétigo du cuir chevelu, et de la mentagre.

J. Gorreus décrit l'eczéma de la tête sous le nom d'Achor ; il parle d'ulcères suppurants de la tête qui laissent écouler par de petits orifices un pus visqueux et épais.

Sauvages, dans sa Nosologie, parle de l'eczéma sous le nom d'Herpès, et dans d'autres passages sous le nom de Tinéa, dénominations fréquemment reprises par ses successeurs et qui prendront une grande extension.

Dans son chapitre, Tinéa, il décrit exactement l'impétigo du cuir chevelu :

« Affection du front et des tempes des jeunes enfants, qui commence par de nombreuses vésicules ou phlyctènes très rapprochées les unes des autres, blanches au début, mais ensuite jaunes et remplies d'une exsudation huileuse. Elles deviennent confluentes et sécrètent un liquide d'une coloration blanche formant des croûtes sèches ou humides blanches, jaunes, quelquefois brunes.

Le processus s'accompagne de démangeaisons, et lorsque les enfants égratignent les croûtes, le peau sous-jacente apparaît brillante et souvent perforée de petites ouvertures, par lesquelles s'échappe un liquide qui se dessèche rapidement. Une fois ces ulcères cicatrisés, la peau ne paraît pas altérée. — Il dit en outre que l'affection survient chez les enfants ayant une tendance scrofuleuse. »

Van Swieten, désigne les différentes périodes de l'eczéma du cuir chevelu sous les dénominations suivantes :

1° *Achor*, quand il y a prurit du cuir chevelu, et odeur acide exhalée.

2° *Herpès miliaris*, quand il y a une éruption vésiculeuse et propagation du mal.

3° *Herpès ficosus*, quand il y a des érosions et des écailles croûteuses, et que la lésion a l'apparence d'une figue.

4° *Tinea*, quand la chronicité et l'intensité des excoriations squameuses et croûteuses sont telles qu'elles rongent les téguments comme l'insecte teigne ronge les vêtements : « uti « tinea vestem, sic cutim ichor. »

Lorry décrit l'eczéma de l'enfant sous le nom de « *crusta lactea* », montrant ainsi la transformation du lait de mauvaise qualité en croûtes. Le lait se tourne en gourmes : c'est à encore une opinion populaire.

Willan, Biett, Cazenave, Schedel, Gibert, distinguant l'impétigo de l'eczéma, laissent presque entièrement de côté l'eczéma pilaire pour décrire au long l'impétigo du cuir chevelu qu'Alibert désigne sous les noms variés de : teigne granulée, teigne furfuracée, teigne amiantacée, muqueuse; dartre furfuracée volante (herpès furfuraceus volitans), dartres quameuse, humide, dartre crustacée flavescente, etc.

Plus tard M. le professeur Hardy en France, Anderson en Angleterre, Hébra et toute l'école de Vieune ne font de l'impétigo et de l'eczéma qu'une seule affection et ramènent par conséquent l'étude de l'impétigo pilaire dans celle de l'eczéma pilaire.

Si nous voyons longuement indiqué dans les auteurs l'impétigo du cuir chevelu, nous ne trouvons çà et là que quelques mots sur l'eczéma des cils, des sourcils, de l'aisselle et du pubis. Pour l'eczéma de la barbe, son étude a dû être ongtemps confondue avec celle du sycosis. La mentagre a été bien connue dans l'antiquité. Elle a été décrite par Celse, par Pline le jeune, par Galien. Non loin de nous, Bateman fit une étude très exacte du sycosis et l'isola de l'eczéma. Alibert le désigne sous le nom de dartre pustuleuse mentagre. Devergie, le premier, cherche à établir un rapport entre l'eczéma de la barbe et le sycosis, et décrit l'impétigo sycosiforme d'une façon magistrale. Et il ajoute : « Dans l'impétigo ordinaire, l'affection pustuleuse ne s'étend jamais au delà de la superficie du derme. Dans l'impétigo sycosiforme, une partie du derme est envahie. Dans le sycosis, toute l'épaisseur de la peau et le tissu cellulaire sous-jacent sont attaqués. »

Bazin, dans son remarquable traité de la nature et du traitement des teignes, a soin de diviser le sycosis en sycosis artificiel et parasitaire, en sycosis constitutionnel, scrofuleux et arthritique, le sycosis arthritique de Bazin répondant exactement à l'impétigo sycosiforme de Devergie. Malheureusement l'illustre dermatologiste de Saint-Louis ayant décrit d'une façon spéciale le sycosis parasitaire, il est resté, dans l'esprit de beaucoup de médecins, l'idée que toutes les affections de la barbe devaient être parasitaires, et que le traitement rationnel consistait dans les préparations mercurielles (pommade au précipité, onguent citrin, etc.), traitement bien souvent préjudiciable aux malades.

Plus tard, M. le professeur Hardy propose de réserver le nom de sycosis à la forme parasitaire, et de donner à la forme non parasitaire le nom d'adénotrichie. Il consacre un chapitre spécial à l'eczéma pilaire. Hébra enfin montre bien la transformation de l'eczéma simple en eczéma sycosiforme : « La seule variété du type ordinaire de l'affection est que, dans des cas de longue durée, le processus morbide s'étend plus profondément et affecte les follicules pileux de la même manière que dans le sycosis. Dans ces circonstances, à côté des plaques rouges, humides et squameuses, on voit des abcès sous-épidermiques (pustules) d'une grosseur et d'un aspect assez uniformes et qui sont traversés par un seul poil. Ces pustules ne s'élèvent que peu au-dessus de la surface de la peau et se dessèchent pour constituer des croûtes jaune verdâtre, pour la plupart discrètes. Au-dessous de ces croûtes la formation du pus cesse, tandis qu'elle recommence sur d'autres points et ainsi se produit l'aspect bien connu du sycosis. On observe ces symptômes sur toutes les parties de la face recouvertes de poils durs et épais, non seulement là où pousse la barbe, mais sur les sourcils, sur les bords des paupières et sur la muqueuse des fosses nasales dans les points qui sont pourvus de vibrissæ. Cette transformation de l'eczéma en sycosis est marquée dans ses procès ultérieurs, non seulement par les apparences particulières à cette dernière affection, mais aussi par son opiniâtreté et ses effets durables sur la peau. Car, tandis que dans l'eczéma ordinaire, quelle que soit sa durée, il n'y a jamais chute permanente des cheveux, ni formation de cicatrices, on observe ces deux altérations dans les cas où il a passé à l'état de sycosis. »

Quelques mots d'historique thérapeutique :

Alors que tous les auteurs français, anglais, allemands, Hunt surtout, voyaient dans l'administration de l'arsenic à l'intérieur et dans les antiphlogistiques, les drastiques et les préparations mercurielles le seul traitement rationnel, Wilson le premier ordonnait les applications locales.

Plumbe, en 1827, recommandait l'épilation dans le cas de sycosis. Mais cette méthode était entièrement tombée dans l'oubli, quand Wertheim et Bazin la remirent en honneur et la firent entrer définitivement dans la pratique.

Depuis, en Allemagne, G. Simon, Wunderlich, Niemeyer; en Angleterre, Anderson; en France, Bazin, Hardy, et tous les médecins de Saint-Louis ont fait faire de grands progrès à la thérapeutique. Hébra a consacré un très beau et révolutionnaire chapitre au traitement de l'eczéma. Enfin M. Colson (de Beauvais) dote la thérapeutique de l'eczéma d'un agent important, le caoutchouc vulcanisé, dont l'application a été successivement précisée et vulgarisée par M. le professeur Hardy, puis particulièrement par M. Lailler et par M. Er. Besnier.

ANATOMIE PATHOLOGIQUE.

Il est nécessaire de rappeler d'abord en quelques mots l'anatomie normale de la peau dans ses rapports avec l'appareil pilaire.

Sur une coupe l'épiderme apparaît constitué :

1° Par une couche formée de cellules aplaties, à noyaux atrophiés, soudées par un ciment très résistant : c'est la couche cornée, siège de l'exfoliation normale de l'épiderme ;

2° D'une fine zone intermédiaire de 3 à 4 rangées de cellules qui ne sont plus que lâchement unies entre elles;

3° D'une zone épaisse de cellules étalées par lit et aplaties parallèlement à la surface cutanée ; enfin d'une quatrième couche de cellules polyédriques implantées perpendiculairement à la surface festonnée du derme. Les cellules de ces deux dernières couches sont intimement soudées entre elles par le ciment intercellulaire et forment le réseau de Malpighi, la portion véritablement sécrétante et active de l'épiderme.

Que les vaisseaux laissent transsuder du liquide, ce liquide traversera en les imbibant les cellules de Malpighi, s'étalera dans la couche granuleuse qui est lâche, en soulevant la couche cornée : ainsi sont constituées la vésicule, la phlyctène.

Le derme est constitué, outre son stroma, de fibres lamineuses, élastiques et musculaires, de papilles, dont le relief forme la surface festonnée du derme ; de glandes sudoripares dont le glomérule plonge dans le tissu cellulaire sous-cutané ; de follicules pileux dont la couche superficielle à fibres longitudinales et circulaires est d'origine dermique et dont la couche profonde épithéliale est formée des cellules muqueuses et des cellules cornées de l'épiderme. Dans le fond du follicule se trouve une saillie, la papille pileuse, sur laquelle s'implante le bulbe pileux, ou partie dilatée de la racine du poil. A la partie supérieure du follicule s'ouvrent les glandes sébacées. En outre, de très nombreux vaisseaux sanguins et lymphatiques et des nerfs. Or, toutes ces parties de l'épiderme, du derme et du pannicule graisseux peuvent être atteintes dans l'eczéma pilaire.

Les différentes régions pileuses nous présentent quelques particularités intéressantes et utiles à l'étude de notre sujet.

Sur le cuir chevelu, les glandes annexées aux follicules sont extrêmement abondantes ; d'où la fréquence de la séborhée du cuir chevelu. De plus, dans l'eczéma, les poils son collés entre eux non seulement par les croûtes, mais aussi par ce produit huileux.

Les cils sont obliquement implantés de façon que leur pointe regarde en avant, et décrivent une courbure telle que les cils correspondants des deux paupières se touchent par leur convexité. L'eczéma peut amener une direction vicieuse des cils en arrière, d'où trichiasis, et, à la longue, kératite, opacités de la cornée et aussi le renversement de la paupière, l'ectropion et l'entropion.

Au menton, il n'est pas rare, à cause de l'adhérence directe de la peau au périoste, de voir l'eczéma s'accompagner d'une rougeur érysipélateuse.

L'aisselle est le siège d'une sécrétion âcre et odorante, qui est tellement abondante et irritante chez certains sujets qu'elle fait naître en été, sur les bords axillaires, un eczéma chronique qui les tourmente beaucoup.

Il n'est pas aisé de faire, *ex professo*, l'anatomie pathologique propre de l'eczéma pilaire ; les autopsies, on le conçoit aisément, nous manquent, et nous ne nous sommes pas cru autorisé à enlever, sur le vivant, les fragments de derme eczémateux qui eussent été nécessaires à un examen complet. C'est donc, surtout, d'examen macroscopique qu'il s'agit dans nos descriptions.

1. *Dans l'eczéma pilaire simple*, la peau est plus rugueuse, plus irrégulière, plus épaisse et plus dure que dans

l'eczéma ordinaire. De plus les follicules pileux sont érigés et saillants et donnent un aspect chagriné à la partie malade. Dans d'autres cas la peau peut devenir lisse et tendue comme si elle était entraînée par une transformation cicatricielle des tissus sous-jacents (obs. 24).

Histologiquement on trouve les lésions de l'eczéma simple. Au début, tuméfaction des cellules épidermiques, hydropisie des cellules de Malpighi, qui se détachent les unes des autres. Plus tard, diminution d'épaisseur, carnification, exfoliation de ces cellules. En même temps, prolifération du tissu lamineux et élastique du derme, hypertrophie considérable des papilles. Les glandes sont souvent altérées ; les canaux des glandes sudoripares n'ont plus que des cellules rares et éparpillées ; les cellules pariétales des glandes sébacées subissent une dégénérescence rapide, et le contenu de ces glandes n'est plus qu'un amas de globules graisseux et de cellules épidermiques. Ces glandes, quelquefois même les follicules pileux et leur contenu, peuvent disparaître (Riemer). Les vaisseaux subissent une prolifération cellulaire dans leur tunique adventice. Les filets nerveux subissent une dégénérescence granulo-graisseuse (Colomiati).

2. *Dans l'eczéma sycosiforme*, les lésions macroscopiques spéciales sont :

A. Pustules situées à la base même du poil enflammé.

B. Indurations tuberculeuses.

Les pustules jaunâtres, plus ou moins volumineuses, quelquefois assez considérables pour former des abcès, reposent sur une surface épaissie et indurée, car autour de chaque poil enflammé il se forme une nodosité, un tubercule. Ce tubercule occupe une épaisseur plus ou moins grande de peau. Tantôt ces indurations semi-globulaires, ayant du pus à leur sommet, restent isolées les unes des autres, tantôt elles se réunissent et forment des masses tubéreuses d'un volume très variable, depuis le volume d'un petit pois jusqu'à celui d'une noisette et plus. Plusieurs de ces masses, transfixées de poils nombreux, peuvent être à côté les unes des autres, de façon à rendre la région mamelonnée et irrégulière. Ces saillies semi-globulaires, condylomateuses (Hébra), qui ont quelque analogie avec l'aspect des framboises, renferment plusieurs foyers de suppuration, que l'on découvre par la pression ou en arrachant les poils les uns après les autres, ce qui donne bien l'aspect granulé de la coupe d'une figue.

Au microscope, on constate, outre les lésions déjà décrites, que les follicules pileux ont perdu leur revêtement épidermique, et que les poils dont les connexions sont relâchées sont séparés de la paroi du follicule par de nombreux leucocytes. Wertheim, en effet, a montré que chaque tubercule renferme un follicule pileux métamorphosé et que ce follicule renferme en réalité un petit abcès. Le pus est en quantité plus ou moins grande, alors même que l'on n'aperçoit aucun point jaune au sommet du tubercule. Quelquefois ce pus ne s'échappe que quand on arrache un ou plusieurs poils qui ferment l'orifice des follicules pileux. Ce pus a pris naissance en dehors de la cavité du follicule ; mais bientôt, sous l'influence de l'inflammation, la gaine fibreuse se perfore en plusieurs points, le pus pénètre dans le canal folliculaire et vient bientôt apparaître dehors (Vidal).

Poils. — Dans l'eczéma chronique simple, les poils restent longtemps absolument sains. Ce n'est qu'au bout d'un temps très long que l'on peut trouver les cheveux atrophiés, à bulbe aminci, à renflement à peine sensible.

C'est dans ces cas que, dans l'eczéma simple, les poils peuvent tomber avec grande facilité.

Dans l'eczéma sycosiforme, le poil est aussi grêle, atrophié, souvent décoloré, quelquefois jaunâtre. Quand le bulbe pileux est lui-même atteint, le poil est blanc ou rougeâtre et lanugineux. Mais il n'est jamais tortillé sur lui-même ni brisé comme dans le sycosis parasitaire. Souvent le poil est amené entouré d'une gaine grisâtre transparente, adhérente au poil, assez épaisse surtout vers la racine très grêle qu'elle entoure comme d un large manchon. Cette gaine, portée sous l'objectif du microscope, est très riche en globules blancs. En examinant les cheveux on aperçoit nombre de cellules adipeuses, et quelques cellules de pus, mais jamais les spores et les tubes caractéristiques du trichophyton.

ÉTIOLOGIE.

A. *Age et sexe.* — Si, comme nous, l'on comprend l'impétigo dans l'eczéma, la plus grande fréquence de l'eczéma pilaire en général se trouve dans l'enfance. On sait combien chez les filles ou les garçons, depuis les premiers mois de l'existence jusque vers l'âge de 6 à 7 ans, l'impétigo du cuir chevelu est fréquent; avec l'âge il devient de plus en plus rare. C'est l'eczéma proprement dit qui prédomine alors, et on le voit plus communément chez l'homme que chez la femme. De plus, chez le premier, une catégorie particulière de lésions eczémato-pilaires naît, dans l'âge adulte, de la présence des poils sur le visage.

Chez l'homme adulte, le siège le plus fréquent de l'eczéma pilaire nous a semblé la barbe; parmi les nombreux malades que nous avons vus, nous avons observé très souvent l'eczéma récidivant de la lèvre supérieure; fréquemment aussi la coïncidence de cet eczéma avec l'eczéma simple du menton ou des parties pileuses de la joue, moins souvent l'eczéma du menton ou de la joue seul, rarement, enfin, l'eczéma sycosiforme vrai ; il faut en effet une grande incurie ou un violent processus inflammatoire pour que la lésion superficielle se transforme en sycosis.

L'eczéma des sourcils est plus rare, bien qu'assez fréquent encore ; moins fréquent est l'eczéma ciliaire.

B. *Saisons*. — Les saisons ont une influence certaine ; bien que l'eczéma pilaire puisse se développer dans toutes les saisons, il apparaît plutôt au commencement du printemps et de l'automne. C'est à ces périodes de l'année aussi que se montrent ordinairement les récidives. Hébra cependant croit l'eczéma plus fréquent pendant l'hiver et l'été.

C. *Conditions hygiéniques*. — Le régime, quoi qu'en ait dit Hébra, joue un rôle considérable dans le développement de l'eczéma.

Chez l'enfant, une alimentation lactée de qualité ou de quantité mauvaises, le sevrage prématuré, une nourriture mal digérée, sont des causes fréquentes de l'impétigo. Il en est de même de la dentition.

Chez l'adulte, tous les écarts de régime, des repas trop succulents, des libations trop copieuses, l'habitude des mets épicés (salés, poivrés, moutardés), ou des viandes noires, ou de la viande de porc ont une influence incontestable. De même, il n'est pas rare de voir naître et surtout récidiver l'eczéma pilaire à la suite d'une ingestion de poissons frais ou salés, d'huîtres, de moules, de homards.

L'habitude des boissons alcooliques, du café ou du thé trop forts, l'habitude du tabac n'ont qu'un effet trop visible, et l'on peut s'étonner à bon droit que l'illustre maître de l'Ecole de Vienne et ses élèves aient nié ces causes si claires et si vraies.

Les veilles et les fatigues, un surmenage quelconque, quelquefois une violente émotion morale peuvent amener une iflammation de la peau.

D. *Causes locales*. — Comme causes locales, il faut citer la malpropreté, tout contact de substances irritantes. Ainsi les professions où les produits l'on manie himiques ou pharmaceutiques, celles où l'on est environné constamment de poussières. Ainsi aussi, toute application sur les parties pileuses de substances caustiques en poudres, en liquides, en pommades, par exemple : le soufre, le savon de potasse, les alcalins, les acides, les préparations mercurielles à doses trop fortes ou mal employées.

Toutes ces substances, ainsi que la teinture d'arnica et bien d'autres, les corps gras eux-mêmes par décomposition peuvent être l'origine du début de l'eczéma pilaire, mais plus souvent encore ils amènent l'extension de la maladie par le mauvais usage qu'en font les malades, soit sur leur propre initiative, soit sur le conseil des médecins et surtout des pharmaciens.

Les professions où l'on est exposé à une chaleur intense (cuisiniers, boulangers, fondeurs) ou à un froid continu (cochers, maçons), professions qui exposent aussi à l'alcoolisme, peuvent amener l'eczéma, surtout celui de la tête et de la barbe.

L'eczéma de la barbe a en outre une cause spéciale : c'est l'irritation causée par la rasure avec un mauvais rasoir, malpropre ou peu tranchant et ébréché. Au contraire la rasure faite avec un instrument en bon état est un des meilleurs moyens de guérison de l'eczéma pilaire, comme l'a démontré Hébra.

Les sueurs abondantes peuvent occasionner l'eczéma de l'aisselle.

E. *Causes générales*. — Mais ce ne sont là que des causes occasionnelles, et ce qui le montre, c'est que tant d'individus soumis aux mêmes causes ne sont pas pris d'eczéma ni pilaire ni général.

« Il semble qu'il faille, pour que la maladie se développe, une disposition toute spéciale, un état particulier de l'organisme, une modification constitutionnelle dont l'existence paraît surtout manifeste par la tendance aux récidives ; chez ces malades un contact irritant, un excès de boissons, quelques veilles, un chagrin un peu vif amèneront une éruption eczémateuse, tandis que l'influence des mêmes causes, même exagérées, ne produira jamais rien de semblable chez d'autres personnes. » (Hardy.) — Cet état constitutionnel particulier et inconnu dans sa nature a été admis sans contestation jusqu'au milieu de notre siècle où il a été nié, bien à tort, par l'école allemande, par Hébra surtout.

Hébra n'admet comme causes prédisposantes que la disposition variqueuse, les désordres de la menstruation, toutes les affections utérines. Ces causes sont en effet réelles, mais nous croyons qu'il faut les attribuer elles-mêmes à des causes plus générales.

Presque tous les auteurs français, beaucoup d'auteurs anglais, américains, italiens admettent avec raison une cause diathésique. Mais quelle est cette diathèse ?

Ici les opinions sont divergentes :

Pour les uns (M. Hardy est à la tête de cette école), tout eczéma dépend d'une seule et même diathèse, la diathèse dartreuse ou herpétique.

D'autres, suivant les idées de Bazin, admettent trois diathèses : scrofule, arthritisme, herpétisme.

D'autres enfin, admettant l'eczéma scrofuleux, repoussent l'eczéma arthritique (Guibout) ou l'eczéma herpétique (Vidal).

Nous ne pouvons faire ici l'histoire de ces luttes dogmatiques, et nous n'aurons garde de nous prononcer sur les opinions de ces illustres maîtres.

Nous n'avons pas à rappeler ici les caractères si nets par esquels Bazin voulait distinguer l'eczéma scrofuleux de l'eczéma arthritique, et celui-ci de l'eczéma herpétique. Les élèves mêmes du maître sont devenus singulièrement moins affirmatifs.

On ne fait plus le diagnostic de la nature de l'eczéma sur les caractères propres à la lésion cutanée (le plus ou moins de rougeur, de prurit, d'extension, de suintement, unilatéralité ou bilatéralité), mais sur les autres symptômes appartenant à l'économie entière.

En sorte que beaucoup de bons esprits disent : cet eczéma est de nature scrofuleuse parce qu'il existe chez un sujet scrofuleux (facies lymphatique, engorgements ganglionnaires, conjonctivite, blépharite ciliaire, otorrhée, coryza, chronique avec eczéma des fosses narines, bronchites répétées avec toux grasse, rachitisme, mal de Pott, anémie).

Si au contraire l'individu est migraineux, dyspeptique, hémorrhoïdaire ou variqueux, s'il a un coryza chronique, si chez la femme il y a des irrégularités de menstruation, si surtout il y a de la tendance à l'obésité, ou des coliques néphrétiques avec gravelle, ou des douleurs articulaires rhumatismales ou goutteuses, on dira l'eczéma arthritique.

Quand enfin on ne trouve pas les caractères sus-indiqués, on doit rapporter l'eczéma à la dartre.

Dans l'eczéma pilaire nous retrouvons ces trois diathèses.

L'impétigo, surtout celui du cuir chevelu, est ordinairement de nature scrofuleuse (d'où le nom de scrofulide exsudative donné par Bazin, dénomination fausse, car l'impétigo n'a nullement les caractères des scrofulides). L'eczéma des cils et des sourcils est souvent aussi de nature scrofuleuse. L'eczéma de la moustache n'est pas rare non plus chez les lymphatiques. Mais les formes de l'eczéma de la tête autres que l'impétigo, et l'eczéma de la barbe sont le plus souvent tributaires de l'arthritisme. Rarement, croyons-nous, l'eczéma pilaire dépend de la dartre. Cependant il fau reconnaître que souvent il est impossible de placer un eczéma pilaire donné dans une de ces trois classes. Car on ne trouve chez certains malades aucun symptôme de ces trois diathèses.

SYMPTOMATOLOGIE.

MARCHE. — DUREE. — TERMINAISON. — DIAGNOSTIC.

L'eczéma pilaire n'est pas un eczéma de nature spéciale; c'est son siège seul dans les parties pileuses qui lui donne des caractères particuliers de forme et d'apparence, une gravité et une durée spéciales, et qui nécessite une thérapeutique particulière, circonstance qui justifie amplement l'étude spéciale que nous faisons de cette forme. « L'eczéma sur les parties pileuses n'y exerce pas d'autres effets que sur d'autres régions; cependant son caractère habituel y est sensiblement modifié par la présence des cheveux et des poils, et la principale particularité provient de ce que le liquide eczémateux en se desséchant colle les cheveux et forme rapidement des croûtes plus adhérentes que d'habitude par suite de l'adhésion intime qui s'opère entre elles et les poils restés séparés (Hébra), d'où un véritable feutrage, dont le contact est irritant pour les parties excoriées et suintantes (Guibout), et qui rend difficile, souvent impossible le contact direct et effectif des moyens topiques. De plus, l'eczéma pilaire peut présenter des phénomènes d'inflammation du follicule pileux, des phénomènes sycosiques qui lui sont particuliers.

Etudions d'abord les caractères généraux de l'eczéma pilaire ; nous verrons plus tard les caractères propres à l'eczéma de chaque région pilaire.

DE L'ECZÉMA PILAIRE EN GÉNERAL.

On peut étudier, dans l'eczéma pilaire, quatre périodes : les trois périodes de l'eczéma ordinaire et une qui lui est propre.

Période vésico-pustuleuse. —*La* 1re *période* est caractérisée par la formation au milieu des parties pileuses de plaques érythémateuses, et sur ces plaques par l'apparition de vésico-pustules, qui évoluent en 24 ou 48 heures.

Le début de l'affection peut être différent : une légère infiltration accompagnée d'une desquamation peu abondante, puis ces squames augmentent d'épaisseur, la peau se fendille, se gerse, et une sécrétion séreuse s'établit.

Période croûteuse. — *La* 2e *période* est signalée par l'écoulement d'un liquide séro-purulent qui s'épand sur les cheveux et les poils, les colle les uns aux autres et les faisceaux aux faisceaux. Ce liquide se concrète bientôt en croûtes plus ou moins larges et épaisses de couleur très variable depuis celle du miel jusqu'à la couleur noirâtre, croûtes très adhérentes aux poils qu'elles englobent. Au-dessous existent des ulcérations très superficielles, de forme et de dimension variables, s'accolant quelquefois par leurs bords de façon à former de larges surfaces dépourvues d'épiderme, ou recouvertes de croûtes. On voit de plus des fissures plus profondes, ordinairement peu étendues, et en petit nombre. Au niveau de ces ulcérations et de ces fissures, on voit que les orifices pileux sont érigés et turgescents et que les glandes pilifères sécrètent abondamment un liquide visqueux qui accole encore les cheveux et les poils.

Cette période coïncide fréquemment avec un épaississement en masse de la totalité ou d'une partie de la surface malade, ou un œdème plus ou moins épais.

La partie malade est le siège d'une sensation de cuisson, de tension ou de démangeaisons vives surtout la nuit.

Période squameuse. — Cette 2e période, souvent très longue, fait place à la 3e, ou celle des squames sèches, peu épaisses, grisâtres, très adhérentes aux poils qui les traversent. Plus la guérison est proche, plus les squames deviennent petites, légères et blanches. Ces squames reposent sur une surface encore rouge, exulcérée et fissurée, ou sur une peau normale.

Période sycosique. 4e période. L'eczéma pilaire ne passe ordinairement que par ces trois périodes ; mais que la cutite ait été très intense, ou que les poussées et récidives aient été fréquentes, que la lésion soit devenue très chronique, le derme entier se prend, et aux lésions précédentes s'ajoutent des pustules, des indurations en nappe ou des indurations tuberculeuses.

Toutes ces périodes peuvent coïncider ; et l'on peut voir sur la même région les poils traverser ici un placard vésiculeux et suintant, là, des croutes épaisses, ou des squames minces, autre part, mais plus rarement, émerger des tubercules. Pendant un temps très long, souvent même pendant oute la maladie, les cheveux ou les poils n'ont aucune tendance à tomber. Il n'est pas rare cependant, surtout au cuir chevelu, de voir se faire des plaques d'alopécie.

Formes. — On peut considérer quatre formes à l'eczéma pilaire.

1° La forme simple ou vésiculeuse;

2° L'impétigo, et l'eczéma impétigineux;

3° La forme squameuse ou pityriasique;

4° La forme sycosique.

L'eczéma rubrum, l'eczéma papuleux et l'eczéma fendillé sont très rares dans les parties pileuses.

1° *Eczéma pilaire vésiculeux ou simple.* — Il est caractérisé par une éruption de nombreuses vésicules, par l'exsudation d'un liquide séreux, citrin, ordinairement très abondant, et par la formation au milieu des parties pilaires de croûtes foliacées, jaunâtres, claires, assez minces. La durée de cette forme est au moins de plusieurs semaines, souvent de plusieurs mois.

2° *Impétigo.* — Malgré la différence de l'élément anatomique (vésico-pustule et non vésicule), malgré la plus grande épaisseur des croûtes, une marche ordinairement plus rapide, son développement fréquent chez des sujets scrofuleux, nous croyons devoir rattacher l'impétigo pilaire à l'eczéma pilaire. Car la coexistence habituelle de vésicules et de pustules dans l'eczéma ordinaire, la similitude dans la marche de ces deux affections : éruption, écoulement de liquide, croûtes recouvrant les ulcérations, puis état squameux et pityriasique; leur apparition à la suite des mêmes causes, leurs mêmes terminaisons, l'interversion fréquente de l'eczéma vésiculeux en impétigo, et de l'impétigo en eczéma vésiculeux, leur même traitement ont décidé Hardy, Wilson, Anderson, Hébra, Neumann, d'autres et nous, à ne voir dans ces deux lésions que deux modalités différentes de la même affection. Il n'en est pas moins vrai que lemot impétigo ne doit pas disparaître de la nosologie médicale, car il entraîne avec lui l'idée d'une lésion, qui, pour n'avoir aucun caractère spécifique, n'en a pas moins un facies clinique différent de celui de l'eczéma vésiculeux.

Une variété surtout de l'impétigo, l'impétigo aigu de Bazin, montre bien la différence symptomatique de l'impétigo pilaire avec l'eczéma pilaire.

Ainsi : l'impétigo (d'impetus, coup) débute brusquement à la suite d'une ribote, d'une émotion morale vive, etc. En quelques heures la pustulation occupe tout l'espace qu'elle doit occuper; souvent le malade, qui s'est couché la peau saine, constate à son réveil, avec stupéfaction, que le cuir chevelu, les parties pileuses de la face, la face elle-même sont recouvertes d'un grand nombre de pustules dont quelques unes sont déjà crevées et forment des croûtes épaisses, molles, presque fluides.

Puis, après plusieurs poussées successives, l'affection a disparu en quinze jours ou trois semaines.

Mais la plupart du temps la marche est loin d'être aussi aiguë et se rapproche beaucoup de celle de l'eczéma vésiculeux.

Après l'évolution rapide en vingt-quatre ou quarante-huit heures de pustules psydraciées tantôt rares, tantôt confluentes et agglomérées, le liquide plus épais et plus plastique que celui de l'eczéma vésiculeux se dessèche en croûtes molles, d'un jaune doré (mélitagre), ou d'une teinte verdâtre ou brunâtre. Ce liquide repousse les croûtes formées, s'insinue dans leurs interstices, se concrète lui-même; de là, formation de croûtes épaisses, mamelonnés, rocheuses. Cet état dure des mois et des années, puis les lames se font plus minces et jaunâtres comme celles de l'eczéma vésiculeux, ou elles deviennent furfuracées comme dans le pityriasis. Les surfaces rouges prennent une teinte violette, qui disparaît elle-même peu à peu, et la peau redevient normale.

Dans l'impétigo les démangeaisons sont moins prononcées que dans l'eczéma vésiculeux, ce qui tient, dit M. Hardy, à ce que l'impétigo est une affection des scrofuleux, sujets qui ont l'excitabilité générale moins vive.

3_0 *Eczéma squameux ; pityriasis.* — Cet état, qui n'est que la terminaison ordinaire de l'eczéma pilaire, peut avoir été la seule manifestation de la maladie. Dans quelques cas il a bien été précédé des deux périodes (vésiculation et croûtes), mais elles n'ont eu qu'une durée éphémère, et le pityriasis forme pour ainsi dire seul la maladie. Il est constitué par des squames grises, blanchâtres, et reposant sur une peau saine, ou légèrement colorée. C'est l'expression affaiblie de l'eczéma (Hardy).

5° *Eczéma sycosiforme.* — Nous décrirons longuement cette forme en parlant de l'eczéma pilaire de la face, qui est de beaucoup son siège le plus fréquent.

Les différentes formes d'eczéma pilaire peuvent coexister sur la même région, ou sur des régions diverses.

Marche. — Rarement l'eczéma pilaire a une marche aiguë. En règle, c'est une affection essentiellement subaigüe ou chronique, procédant soit d'une seule poussée, soit par poussées successives sur un ou plusieurs points. Souvent la maladie semble être sur son déclin, puis, sous l'influence du grattage, d'un topique excitant, d'un excès quelconque, souvent même sans cause appréciable, la lésion reprend une nouvelle intensité.

La durée de la maladie est donc essentiellement variable ne durant quelquefois que 3 à 4 semaines, elle se prolonge ordinairement pendant des mois, parfois des années avec des améliorations et des exacerbations successives, diminuant souvent d'intensité l'été et l'hiver, augmentant au printemps et à l'automne, et cela quelquefois en dépit d'un traitement continu et bien fait.

Cependant après un temps variable les croûtes et les squames s'affaiblissent et disparaissent, la peau reprend peu à peu ses caractères de coloration, de souplesse, d'aspect.

Récidives. — Mais cette affection, qui a guéri si difficilement, a encore une grande tendance à récidiver. Au bout d'un temps plus ou moins long, souvent l'année suivante, au printemps ou à l'automne, il se fait une nouvelle poussée d'eczéma soit sur la même partie pileuse, soit sur une autre. C'est au cuir chevelu, chez les scrofuleux, à la barbe, dans l'aisselle que les récidives sont fréquentes. C'est surtout à la lèvre supérieure, au-dessous de la cloison nasale, que l'affection est remarquable sous ce rapport.

Les complications de l'eczéma pilaire ne sont pas nombreuses. Ce sont des furoncles ou des abcès, soit sur la partie malade, soit sur une autre partie du corps.

Il n'y a jamais de complications générales, excepté dans l'impétigo du cuir chevelu chez les tout jeunes enfants. Alors l'abondance de l'écoulement, l'intensité de l'affection peuvent leur donner un peu de fièvre, et amener un affaiblissement assez marqué.

Le diagnostic sera fait avec l'étude de l'eczéma de chaque région.

DE L'ECZÉMA DES DIFFÉRENTES PARTIES PILEUSES.

Eczéma du cuir chevelu.

Symptômes, marche. A. — L'impétigo en est la forme la plus commune, surtout chez l'enfant. Sur la tête de presqus tous les jeunes enfants, on voit des croûtes minces, demi transparentes, comme parcheminées, dues à l'abondance de l'enduit sébacé qui recouvre le cuir chevelu; ces croûtes forment chez les enfants dont les cheveux sont lissés et peignés une mince couche grisâtre, et chez ceux dont les cheveux sont en désordre des bosselures à couleur foncée. Ce sont là les crasses, qui sont, pour ainsi dire, physiologiques, qui existent même chez les enfants très bien soignés. Ces croûtes, de couleur blanchâtre, brûnatre, noirâtre, tantôt se détachent facilement, tantôt sont adhérentes; au-dessous d'elles il n'y a aucune exulcération ni altération de la peau.

Mais que ces crasses durent quelque temps chez des individus mal soignés, mal nourris et prédisposés, le cuir chevelu s'enflammera et ces simples crasses se transformeront en gourmes, en impétigo.

Le début de l'impétigo est souvent extrêmement rapide. Après une démangeaison très vive, et une sensation de chaleur et de douleur plus ou moins intense, apparaissent rapidement une éruption de vésico-pustules petites, psydraciées, agglomérées dans une étendue assez considérable, et une sécrétion qui agglutine tellement les cheveux que l'usage du peigne devient extrêmement douloureux et bientôt impossible. Bientôt des croûtes épaisses, irrégulières, anfractueuses, étroitement mélangées aux cheveux, forment une calotte ou une espèce de casque à odeur fade, souvent infecte.

Les surfaces exulcérées, d'un rouge vif, sont recouvertes de pus, granuleuses, quelquefois fongueuses et végétantes. La peau est souvent infiltrée et œdématiée. On sent aussi fréquemment des indurations profondes qui restent stationnaires, ou qui suppurent en se convertissant en petits abcès et en furoncles qui viennent crever à la surface des parties malades. Il y a en même temps retentissement sur les ganglions voisins.

Ces croûtes, si épaisses et si volumineuses, exercent un tirailement sur la peau ; l'enfant se gratte, amène ainsi une irritation nouvelle, et éternise la maladie. Aussi faut-il par tous les moyens possibles empêcher l'enfant de toucher à la tête.

Quand, par des cataplasmes ou une calotte de caoutchouc, on déterge les croûtes, le cuir chevelu, surtout si les cheveux sont coupés-courts, n'est plus qu'une surface lisse et rouge, sécrétant un liquide qui se concrète bientôt en nouvelles croûtes. On voit les follicules pileux érigés et turgescents.

Quand l'eczéma impétigineux passe à l'état chronique, il prend souvent une forme granuleuse. Cette forme est caractérisée par de petites croûtes rugueuses, jaunâtres et brunâtres (galons), traversées par un faisceau de cheveux, adhérentes au cuir chevelu ou séparées de lui par les ongles des malades. C'est la sécrétion plus dense, moins glutineuse qui s'écarte de façon à donner naissance à des granulations purulentes circonscrites. Ces granulations se détachent de la surface morbide et s'espacent sur la longueur des cheveux, tout en y adhérant fortement.

L'impétigo granulata, la pseudo-teigne granulée, est ordinairement parasitaire; on trouve en effet, sur la longueur du cheveu, outre les granulations, des lentes de pediculi capitis, et sur la région cervicale postérieure des traces de grattage, et une coloration bronzée, signes de la phthiriase. Quand on détache les galons, on voit à l'insertion des cheveux, sur le cuir chevelu, de petites ulcérations circulaires, qui n'existent que dans l'impétigo parasitaire.

Quelquefois les cheveux agglutinés forment des petits faisceaux enveloppés d'une gaine chatoyante et brillante, que l'on a comparée à de l'amiante.

C'est la pseudo-teigne amiantacée de Bazin, qui est plutôt une acné sébacée qu'un eczéma.

L'impétigo du jeune enfant, si intense qu'il soit, s'atténue peu à peu, et disparaît presque toujours vers l'âge de 5 à 6 ans. Le traitement n'en est pas moins absolument indispenble pour amener une guérison plus rapide, surtout quand l'abondance de l'écoulement peut compromettre la vie de l'enfant. Quand l'eczéma impétigineux débute vers l'âge de 6 à 7 ans, souvent il ne reste pas limité au cuir chevelu, mais envahit la figure, le corps, les membres; l'enfant a alors le corps recouvert d'une croûte séro-purulente, d'un aspect hideux, et l'abondance de la suppuration le rend très souffrant. Dans l'âge adulte, l'eczéma impétigineux ne se voit guère que chez les individus lymphatiques et qui ne prennent aucun soin de leur chevelure. Les croûtes forment avec les cheveux non peignés un feutrage inextricable, qui favorise le développement des parasites. La matière sébacée répandue est une nourriture toute trouvée pour les pédiculi, qui, non dérangés par le peigne, multiplient d'une manière effrayante. C'est ainsi que prend naissance la plique polonaise.

B. L'eczéma vésiculeux n'existe guère que chez l'adulte. La forme aiguë est commune. Tout le cuir chevelu n'est qu'une surface d'un rouge vif, ponctuée, granuleuse, exhalant une quantité de sérosité trop considérable pour pouvoir se dessécher en croûtes. Cette forme d'eczéma fluent a une marche ordinairement rapide. Elle guérit en 5, 6, 7 semaines.

C. L'eczéma squameux est très fréquent sur la tête. La plupart des cas de pityriasis capitis non parasitaire sont dus à cette forme d'eczéma, car le pityriasis essentiel de la tête est une affection rare, qu'on n'observe que chez les dartreux prédisposés aux affections herpétiques et qui ont déjà offert des éruptions de cette nature (Hardy).

Cette forme, ordinairement terminaison de l'eczéma, quelquefois seule manifestation de l'affection, peut être aussi le début de la cutité. Au milieu des écailles furfuracées, on voit un jour se produire des fissures, puis un écoulement de sérosité et des croûtes.

D. Le sycosis du cuir chevelu est rare, comme suite d'eczéma, car on ne laisse pas la maladie arriver jusque-là. Hébra a observé cependant à l'occiput et à la nuque, sur les limites du cuir chevelu, des tubercules durs, isolés ou disposés en lignes, et qui étaient toujours traversés par des poils poussant en touffes. C'est la forme que Bateman avait décrite sous le nom de Sycosis capillitii, apparaissant sous forme de boutons et de pustules assez larges, à base indurée. Bateman les avait vus sur le front, à l'origine des cheveux, et sur les tempes ; leur couleur rougeâtre, jaune cuivré au front, l'avait frappé ; il recommande de ne pas les confondre avec la *coronaveneris.* « Il faut, dit-il, des mois entier pour que cette éruption qui se succède très lentement arrive à envahir l'étendue de la racine des cheveux et à couvrir le front. »

Diagnostic.— 1° A la période de croûtes, on pourrait confondre l'eczéma avec le *favus*, d'autant que le favus se complique souvent de gourmes, et que la lésion est souvent déjà altérée par un traitement.

Mais s'il y a favus, les croûtes ont une couleur jaune safran ; de plus, à côté de ces plaques safranées, on en trouve d'autres de couleur orange, jaune-soufre, jaune blanchâtre, gris blanchâtre, ou couleur de plâtre. Ces plaques sont sèches et d'autant plus que le favus est plus ancien. — En cherchant bien, on arrive à voir quelques croûtes déprimées en godets, traversées au centre par un poil décoloré. — L'odeur qu'exhalent les croûtes, au lieu d'être fade, est une odeur spéciale, celle de souris. — En enlevant la croûte, on ne trouve pas d'ulcération, ou une exulcération extrêmement superficielle.

Dans le favus, le cheveu est gris cendré, fauve, terne, sans éclat ou blanc, souvent tortillé, friable, lanugineux, cassé, d'une facile extraction.

Dans l'eczéma le cheveu n'est jamais tortillé ni cassé. — Dans l'une et l'autre affection il peut y avoir des plaques d'alopécie, mais dans le favus les plaques de calvitie apparaissent de bonne heure et ont un aspect cicatriciel.

En outre sur d'autre points on peut trouver ou un placard d'eczéma ou un godet favique.

Quand le doute n'est pas dissipé, nettoyer la tête; les croûtes reparaîtront avec tous leurs caractères respectifs.

Enfin dans le favus le microscope montre l'existence des spores de l'achorion.

Les crasses, dites laiteuses, membraneuses se reconnaîtront à ce qu'elles n'amènent sur la peau ni dépression, ni ulcération.

Le psoriasis forme des squames sèches et épaisses, discoïdes, longtemps disséminées; quand elles deviennent confluentes, il suffit de passer la main sur la tête, pour sentir ces mamelons à délimitation bien nette; d'ailleurs les placards du reste du corps font faire rapidement le diagnostic.

La séborrhée, l'acné sébacée peuvent simuler l'eczéma simple ou l'impétigo; mais après l'enlèvement des croûtes, la peau, au lieu d'être rouge et épaissie, est pâle ou rosée, sans ulcérations.

On n'aura pas à faire le diagnostic avec le sycosis parasitaire qui ne règne qu'exceptionellement à la tête.

Quant à l'eczéma parasitaire, il suffit de voir les lentes pour faire immédiatement le diagnostic.

2° Dans la forme] pityriasique, on pourra hésiter avec le pityriasis furfuracé essentiel. — Mais alors dans les antécédents on ne trouvera aucune mention par le malade ni de boutons, ni de croûtes ; on ne verra aucune poussée eczémateuse ; l'affection coïncide ou alterne avec d'autres manifestations dartreuses.

On pourrait confondre encore avec le pityriasis alba parasitaire, deuxième période de la teigne tonsurante. On verrait alors de petits disques squameux circulaires, de couleur blanche, traversés au centre par un poil auquel ils forment une collerette, quelquefois même une gaine chatoyante et amiantacée. — Mais dans la vraie teigne le cheveu est divisé, cassé à quelques millimètres de la surface du cuir chevelu, et il y a une ou plusieurs plaques de tonsure. D'ailleurs le microscope décide la question.

Enfin, le pityriasis de Malassez se reconnaîtra à une alopécie non sur certains points, mais générale, ou à une chute facile des cheveux. Les cheveux sont souvent divisés en deux, bifurqués. En prenant quelques-unes de ces squames on trouve au microscope les spores en bissac décrites par M. Malassez et qui semblent bien spéciales à cette forme.

Eczéma des sourcils.

L'eczéma est quelquefois limité aux sourcils et il constitue alors une des affections les plus tenaces qu'il se puisse observer ; on le rencontre surtout chez les enfants et les femmes ; son diagnostic est alors quelquefois assez difficile à faire d'avec certaines formes de xérodermie pilaire que M. E. Besnier signale assez souvent dans ses cliniques comme appartenant aux variétés frustes de l'ichtyose pilaire si commune à la face externe des bras et des jambes chez les jeunes sujets lymphatiques. Ces variétés laissées à part, toutes les formes d'eczéma peuvent être observées, même la forme sycosique, rare cependant.

Dans la majorité des cas, les sourcils ne sont pas seuls atteints et le front, les tempes, les joues, les paupières présentent quelques placards plus ou moins croûteux Quand l'eczéma a duré quelque temps, les poils ont une grande tendance à tomber, et l'épilation est souvent nécessaire pour que l'inflammation gagne moins profondément les follicules pileux et pour que la reproduction du poil soit plus facile.

ECZÉMA DES CILS.

Cette inflammation est souvent confondue avec la blépharite ciliaire, la blépharo-adénite. C'est que les glandes de Meibomius et les follicules pileux du bord libre des paupières sont vite atteints par l'inflammation qui siège sur la peau. Après une démangeaison du bord libre des paupières, apparaissent des vésicules et des croutes en général plus abondantes sur la paupière supérieure, au moins au début. Quelquefois il n'y a qu'une simple desquamation pulvérulente, qu'on a désignée sous le nom de pityriasis des paupières. ou blépharite furfuracée. Du côté de la peau et du côté de la muqueuse, on trouve sur la paupière une rougeur s'étendant à peu de distance et accompagnée souvent d'œdème. En enlevant soit les grosses croûtes de l'impétigo, soit les croûtelles minces et jaunâtres de l'eczéma, on voit des ulcérations petites et peu profondes, souvent contiguës les unes aux autres. Bientôt à la base des cils apparaît une pustule grosse comme un grain de millet, traversée par un poil. Les glandes se prennent à leur tour, sécrètent en assez grande abondance de la matière visqueuse qui agglutine encore les cils les uns aux autres. On voit alors, si on retourne la paupière, des stries verticales rouges dues à l'injection et au gonflement des glandes de Meibomius ; et l'inflammation du follicule pileux et des glandes sébacées ne tarde pas à détacher et à faire tomber un certain nombre de cils, quelquefois presque la totalité. Une fois les follicules vidés de leurs corps étrangers, la rétrocession commence à se faire ; mais les ulcérations, en se cicatrisant, entraînent souvent le déplacement des cils restés en place ou repoussés, et les fixent dans des positions vicieuses, de là déformations possibles du bord libre de la paupière, et son renversement soit en dehors (ectropion, — obs. 6), soit en dedans (entropion),

L'eczéma des cils peut aussi se compliquer d'orgeolets.

La durée en est ordinairement longue, le pronostic assez sérieux.

Cet eczéma se montre à tous les âges, et chez tous les tempéraments.

Cet eczéma, dont le diagnostic est souvent difficile d'avec la blépharite ciliaire, s'en distingue par sa durée moindre, par son aspect qui n'est pas celui des yeux chassieux de l'enfant scrofuleux, par la coïncidence ordinaire avec des plaques eczémateuses sur les paupières, ou sur la face.

Cependant chez les scrofuleux l'eczéma des cils est fréquemment la cause d'une véritable blépharite glandulo-ciliaire.

ECZÉMA DE LA BARBE.

L'eczéma des régions pilaires de la face (de la barbe) représente une des locatisations les plus fréquentes et les plus importantes de l'eczéma chez l'homme adulte.

L'eczéma peut s'y montrer à l'état banal et transitoire, ne

réclamant aucune mention spéciale, mais le plus ordinairement il y constitue une affection toute spéciale à la description de laquelle nous nous attachons spécialement.

A. — *Forme vésiculeuse.*

L'eczéma vésiculeux simple est fréquent. Tantôt il occupe tout l'arc mentonnier, la région sous maxillaire, les joues, la moustache ; ordinairement il est plus restreint et forme çà et là des placards à croûtes jaunâtres, englobant les poils, à fond rouge.

Quand la barbe est longue, il faut écarter le poils pour voir ces plaques de grandeur différente séparées ou accolées par leurs bords. Au niveau des parties malades, il y a souvent de l'œdème, et un épaississement du derme avec une diminution de la souplesse et de l'élasticité.

B. — *Forme impétigineuse.*

La forme impétigineuse, localisée aux parties pileuses seules, est rare ; elle s'accompagne très ordinairement de l'impétigo des parties non velues. Le pityriasis est fréquent comme dernière période des deux formes précédentes.

Dans l'eczéma simple les poils sont sains : leur couleur, leur grosseur, leur consistance, leur adhérence sont normales. Il n'en est plus de même dans la forme suivante.

C. — *Eczéma sycosiforme.*

Le sycosis est tantôt d'origine parasitaire, c'est à celui-là seul qu'on devrait donner le nom de sycosis; tantôt non parasitaire ; c'est l'adénotrichie de M. Hardy, qui, elle-même, est ou primitive, arrivant sur une peau saine, ou secondaire à un eczéma durant depuis quelque temps déjà. C'est à cette dernière variété que nous donnons le nom d'eczéma sycosiforme.

Nous avons déjà vu que la forme, remarquablement bien décrite par Devergie et Bazin, ne peut pas être, à proprement parler, appelée sycosiforme. Quant à l'eczéma sycosiforme vrai, son étude n'est faite ou est faite bien brièvement. Dans le chapitre sycosis, les auteurs ne montrent pas ou montrent à peine la coïncidence fréquente de l'eczéma et de la mentagre non parasitaire, et l'existence de cette mentagre comme conséquence d'un eczéma profond, à marche lente. L'existence de cet eczéma sycosiforme vrai nous paraît cependant indiscutable; il nous semble que le sycosis est dans ce cas plus qu'une complication, mais un effet naturel de la lésion anatomique; c'est ce qui nous parait légitimer à la fois notre distinction entre le sycosis primitif et le sycosis secondaire à l'eczéma, et notre appellation d'eczéma sycosiforme, ou peut-être mieux d'eczéma adénotrichique.

Quant à la forme décrite par Devergie, il vaut mieux, croyons-nous, pour faire cesser toute confusion, la désigner par une dénomination qui rappelle à la fois et son siège presque constant et sa marche : eczéma pilaire ou eczéma récidivant de la lèvre supérieure. (E. Besnier.)

Leur forme clinique différente relève non d'une difference dans la nature de la maladie, mais d'une simple différence de siège.

a. — Eczéma récidivant de la lèvre supérieure.

La variété d'eczéma pilaire de la face que nous désignons sous ce nom répond à l'impétigo sycosiforme de Devergie, au sycosis arthritique de Bazin : elle se caractérise par le développement de vésicules disséminées, et de pustules traversées au centre par un poil, et par des indurations extrêmement légères situées à la base même de ce poil; le tout reposant sur une peau à épaisseur et à consistance normales, ou sur une surface épaissie et plus dure qu'à l'état sain; il n'y a pas ces indurations irrégulières tuberculeuses, profondes de la forme suivante. Les poils sont sains, ils n'ont généralement pas de tendance à tomber; mais leur adhérence est déjà souvent plus ou moins affaiblie. Cet eczéma, intermédiaire entre la dermatite simple et le sycosis, peut se rencontrer sur toute les parties pileuses (barbe, aisselle, tête), mais son siège de beaucoup plus fréquent, presque exclusif, est la lèvre supérieure; son siège habituel est plus restreint encore et typique, c'est le sillon médian de cette lèvre, au-dessous de la cloison du nez, et un espace de quelques millimètres en dehors de chaque côté du sillon.

Ce n'est pas que l'eczéma simple ne se voie sur cette lèvre on peut y observer aussi, mais très rarement, le véritable sycosis non parasitaire; mais la forme de Devergie lui est particulière et y est très fréquente.

L'eczéma de la lèvre supérieure débute souvent après ou concomitamment avec une inflammation de cette partie cutanée des fosses nasales couverte de vibressæ. On voit se former à l'entrée du nez des vésicules et des pustules traversées chacune par un poil, et bientôt une croûte assez épaisse qui peut quelquefois augmenter au point de fermer l'ouverture de la narine. Le pus continuellement sécrété sous cette croûte détermine une tuméfaction de la muqueuse, et même quelquefois une tuméfaction de la peau du nez qui peut réaliser une inflammation très profonde avec tous les caractères de l'érysipèle (Hébra).

Cet écoulement muco-purulent irritera les parties de la

lèvre qui est au-dessous des narines et y entraînera une affection eczémateuse très tenace.

Le début de l'eczéma de la lèvre est variable : tantôt, et le plus souvent on voit sous la cloison du nez, dans le sillon médian, apparaître un ou deux boutons cachés par les poils de la moustache, boutons qui peuvent disparaître et réapparaître plusieurs fois de suite. Puis à la suite de démangeaisons et d'une écorchure, la lésion s'étend et il se fait une éruption de vésicules plus ou moins nombreuses.

Tantôt, dès le début, les vésicopustules apparaissent nombreuses, localisées dans le sillon médian ou disséminées dans la moustache. Ces vésicules, petites et isolées, acuminées et brillantes, sont situées entre les poils ; à côté on voit des pustules, petites aussi, du centre de chacune desquelles émerge un poil. Bientôt se forment des croûtes minces, adhérentes, traversées de poils nombreux et suintant un liquide séro-purulent. Ces croûtes tombent au bout de quelques jours, mais sont bientôt remplacées par d'autres se reproduisant tous le quinze ou vingt jours. Aux croûtes succèdent des squames foliacées, lamelleuses, blanchâtres, se détachant facilement. Puis au bout d'un temps variable, la desquamation cesse, laissant à sa place une plaque rouge, qui tend à prendre une couleur normale. Mais une récidive ou au moins une nouvelle poussée ne tarde pas à se faire.

Après un certain nombre de ces poussées ou de ces récidives la lésion a un aspect caractéristique. Elle forme une plaque ordinairement unique, au-dessous de la cloison du nez ou d'une des narines, dans le sillon médian, le débordant de quelques millimètres à droite et à gauche, souvent plus d'un côté que de l'autre. Cette plaque est ou irrégulièrement quadrilatère, ou triangulaire, quelquefois arrondie. Elle est formée par une croûte jaune verdâtre ou jaune noirâtre, épaisse, consistante, à peu près sèche, fortement adhérente à la peau et aux poils qui la traversent. Tantôt cette plaque s'arrête exactement au niveau des fausses narines; tantôt elle se continue avec une surface rouge, légèrement croûteuse, couverte de vibressæ.

Le placard de la lèvre supérieure a des contours nets, bien tranchés sur le tissu ambiant. A son niveau la peau a sa coloration normale ou une couleur érythémateuse. Les po il nombreux qui en émergent sont engainés par les croûtes à leur base.

De plus, quand la lésion dure déjà depuis quelque temps, les poils n'ont plus leur direction normale; au lieu d'être dirigés en bas, un certain nombre sont rebroussés en avant, ou à droite, ou à gauche, ou plus souvent en haut, de sorte qu'ils ont tendance à entrer dans les narines et à en augmenter encore l'inflammation. Le poil est bien nourri, vigoureux; il vient facilement à la pince; son extirpation est douloureuse.

En enlevant la croûte, on trouve une surface exulcérée criblée de petites perforations. On voit en outre de petites fissures. Ces fissures siègent régulièrement ou à l'angle de réunion de la lèvre ou de la sous-cloison, ou plus souvent à celui de la lèvre et d'une des ailes du nez; ces fissures, de 1/4 à 1/2 centimètre de long, sont transversales ou semi-circulaires, elles sont assez profondes, souvent douloureuses; la douleur se propage quelquefois jusqu'aux sinus frontaux. Ces fissures, très lentes à se cicatriser, durent autant que la maladie.

La peau, qui pendant longtemps conserve sa souplesse et son épaisseur normales, finit par s'altérer; elle s'épaissit notablement, et augmente de consistance, il en résulte une tension douloureuse souvent très pénible pour le malade, et en pressant l'épaisseur de la plaque entre ses doigts, on sent une légère induration en nappe, débordant un peu la surface du placard ; tantôt cette induration a envahi une partie seulement de l'épaisseur de la lèvre, tantôt, mais rarement, toute son épaisseur. Outre l'épaississement et l'induration en nappe, on constate souvent de l'œdème, qui peut quelquefois être très développé et former une large plaque d'un rouge vif fortement tuméfiée et proéminente (Obs. 12).

Cet eczéma donne lieu à des démangeaisons vives surtout la nuit, et à une sensation de fourmillement et de tiraillement très incommode pour le malade. Cet état peut rester indéfiniment stationnaire sans gagner du terrain ni en profondeur ni en largeur.

Pendant des mois le placard subsiste en l'état ; ou bien au printemps, pendant l'été les squames tombent, les ulcérations disparaissent, la peau devient violacée, l'épiderme se refait.

Ce résultat, qu'un traitement bien fait amène d'une façon plus sûre et plus rapide, peut durer longtemps. Mais souvent la récidive est prompte, soit sous l'influence d'un changement de saisons, ou d'une cause mécanique, ou d'un excès quelconque, soit sans cause connue. Le placard se refait bientôt et exactement dans les mêmes conditions. Puis, au bout d'un certain nombre de récidives, même pendant la guérison momentanée, la peau reste tendue, lisse, brillante, d'un rouge violacé, merveilleusement disposée à de nouvelles atteintes.

A côté de ce placard central, il peut y en avoir d'autres latéraux, contigus ou non au premier. On peut trouver aussi un peu d'eczéma aux commissures. Ces placards latéraux n'ont pas ordinairement la même ténacité ni la même tendance aux récidives que le placard central ; ils sont beaucoup moins fréquents. Ils peuvent exister d'ailleurs seuls, sans la plaque caractéristique ; ils coexistent ordinairement en ce cas avec le sycosis menti.

L'eczéma de la lèvre supérieure succède presque toujours à une irritation chez un sujet prédisposé :

Tantôt à l'application de cosmétiques et de pommades

rances; tantôt à une rasure avec un rasoir ébréché; tantôt à l'usage du tabac à priser, plus souvent à un coryza chronique antérieur. Il n'est pas rare chez les individus scrofuleux; il est plus fréquent encore chez les arthritiques.

C'est le type de l'eczéma procédant par poussées successives et par récidives. Ces récidives, au nombre de 3 à 4 ordinairement, atteignent quelquefois le chiffre de 7, 8, 9, 10 et plus. L'affection, qui a par exemple débuté vers vingt ou vingt-deux ans, peut, au milieu de rémissions plus ou moins longues, se prolonger jusqu'à l'âge de 45, 50, 60 ans. Cette marche désespérante d'une affection, dont chaque attaque guérit facilement par le traitement, montre bien que la lésion locale est dépendante d'une maladie générale.

Cette forme fréquente d'eczéma, si souvent méconnue par les praticiens (l'observation faite à la consultation externe de l'hôpital Saint-Louis en fournit des preuves nombreuses) est au contraire d'un diagnostic extrêmement facile.

On ne peut guère hésiter avec l'herpès labialis, ni avec l'acné pustuleuse, rare dans cette région. L'acné sébacée, qu'on pourrait plutôt confondre avec l'eczéma simple, se reconnaît à ses minces croutelles d'un jaune doré, et à sa généralisation dans les parties riches en glandes sébacées.

L'impétigo simple n'a ni la localisation, ni l'engorgement inflammatoire, ni la marche de l'eczéma recidivant de la lèvre supérieure.

Pour de plus longs détails, nous renvoyons à l'excellente *thèse de M. Kinzelbach*, élève de M. E. Besnier :

De l'eczéma pilaire de la lèvre supérieure (1879), où le sujet est traité avec tous ses développements.

b. — *Eczéma sycosiforme de la barbe.*

Le sycosis de la barbe est assez rare, quand il n'est ni spontané ni parasitaire. Il faut en effet que l'eczéma ait une grande intensité, ou ait été traité par des médications irritantes, ou qu'il ait duré bien longtemps pour amener une inflammation profonde des follicules pileux, et ces indurations tuberculeuses et cette diminution de l'adhérence des poils. Aussi l'eczéma sycosiforme n'est-il pas commun, même dans la région de la barbe, son siège d'élection, quoique nous ayons pu à l'hô pital en recueillir sept à huit observations en l'espace de six mois environ. Et, pour exister au cuir chevelu, aux sourcils, à la lèvre supérieure, à l'aisselle, au pubis, il n'y est pas moins très rare.

En règle générale, d'ailleurs, l'inflammation dans le sycosis eczémateux va moins loin que dans le sycosis primitif, parasitaire ou non. La marche en est beaucoup moins aiguë. Les pustules sont moins nombreuses, les masses indurées moins volumineuses.

Le début de l'eczéma sycosiforme est souvent difficile à saisir, car la transition de l'eczéma simple en l'eczéma sycosiforme est essentiellement graduelle. Au milieu des parties recouvertes de vésicules, de croûtes et de squames, on voit apparaître à la base des poils quelques pustules bien isolées les unes des autres. Ces pustules, grosses comme des grains de millet, indurées à leur base et traversées par un poil, crèvent et forment de petites croûtes. Il se fait de nouvelles poussées pustuleuses; les petites indurations se réunissent, augmentent de volume et forment des nodosités, des tubercules petits, coniques, ayant du pus à leur sommet et traversés par des poils. Ces tubercules peuvent rester ainsi petits et isolés comme les nodosités d'une acné ordinaire. Souvent ils grossissent, leur base s'épaissit, le tissu environnant se prend, les tubercules arrivent à se réunir, à s'agglomérer, à former des plaques infiltrées et dures, occupant toute l'épaisseur de la peau. Quand ces masses tubéreuses sont volumineuses, elles présentent plusieurs points purulents dont chacun répond à un poil. Elles sont en outre recouvertes de croûtes épaisses, confluentes, au-dessous des croûtes on trouve du pus.

La lésion ainsi constituée peut se présenter sous deux formes, la forme pustuleuse et la forme tuberculeuse.

1° *Forme pustuleuse.* — Le nombre de pustules, d'abord petit, devient considérable; elles ont un volume fort variable, depuis celui d'un grain de millet jusqu'à celui d'uu petit pois.

Pendant longtemps l'affection peut se borner au développement de pustulettes punctiformes qui ne dépassent pas le niveau de la peau et qui sont toutes traversées par un poil. Ces pustules ont une forme acuminée, du sommet s'échappe une goutte de pus. La suppuration très peu abondante forme des croûtes jaunâtres ou brunâtres d'abord minces, et individuelles pour chaque pustule; mais quand les pustules forment des groupes, les croûtes sont larges, mélangées à celles qui existaient déjà avant l'apparition des pustules, elles sont très adhérentes à la peau et aux poils et elles arrivent souvent à une notable épaisseur.

Au-dessous d'elles, on trouve tantôt des ulcérations recouvertes de pus, avec des enfoncements correspondant aux follicules d'où émergent les poils, « tantôt des papules hémisphériques proéminentes, ou des follicules suppurants qui sont pressés les uns contre les autres, de façon à simuler un furoncle » (Neumann), le tout reposant sur une surface indurée.

2° *Forme tuberculeuse.* — Les pustules y sont peu nombreuses, mais en certains points, particulièrement au niveau de l'arc mentonnier, se forment des tumeurs dures, de volume variable, depuis le volume d'une petite lentille, d'un pois, jusqu'à celui d'un haricot, d'une noisette, d'une cerise. Tantôt lisses, souvent mamelonnées, elles sont irrégulièrement hémisphériques ou un peu aplaties. Ces tumeurs sont isolées ou agglomérées; elles sont souvent disposées en groupe, au niveau de l'angle de la mâchoire et le long du bord inférieur du maxillaire à l'union de la région de la mâchoire avec la région sous-maxillaire et dans cette dernière région. Quelquefois il y a dans l'eczéma sycosiforme, comme dans le sycosis parasitaire, une chaîne mamelonnée allant de la houppe du menton jusqu'à l'angle de la mâchoire. Quand on prend les téguments entre les doigts, on sent une large surface épaisse, de grande consistance. Mais, le plus souvent, ces tubercules ne font que des saillies peu visibles; c'est le palper qui fait reconnaître les indurations caractéristiques. Presque jamais le menton et la face ne sont hérissés de ces tubercules saillants et ulcérés qui, dans le sycosis, donnent à la face un aspect hideux.

Sur ces indurations tuberculeuses on voit un certain nombre de points d'un rouge vif, qui ne sont autres que les pustules ulcérées et les orifices des follicules pileux. Tous ces tubercules sécrètent, mais d'une manière tout à fait disproportionnée avec l'état inflammatoire et les productions morbides. C'est une espèce de suintement muco-purulent qui se concrète rapidement. Mais, en pressant ces tubercules, on en fait sortir du pus par de nombreuses ouvertures. Souvent il y a de petits abcès; toutes ces lésions sont strictement limitées aux parties velues.

Ces deux formes, pustuleuse et tuberculeuse, peuvent être regardées comme deux périodes différentes de la même lésion; elles sont souvent réunies chez le même malade, et l'on peut voir sur une même région tous les aspects de l'eczéma sycosiforme : ici des croûtes sans induration au-dessous d'elles; là, des groupes de pustules traversées par des poils, et à côté des tubercules.

La lésion est rarement douloureuse, mais elle donne lieu à des élancements et à une sensation de tension et de gêne, due au défaut d'élasticité de la peau.

Dans cette forme le poil présente le plus souvent quelques altérations ; il se décolore, il devient rougeâtre ou blanc, quelquefois lanugineux. Il a en outre perdu une partie de son adhérence ; à la pince il vient sans résistance. Mais il n'est pas tellement mobile qu'il se détache de lui-même et se trouve sur les cataplasmes, comme dans le sycosis parasitaire. A la pince, il arrive entier et ne casse pas. Une fois épilé, on constate que le poil est grêle, atrophié, il est entouré souvent d'une gaine molle, translucide ; fréquemment sa racine est repliée, gonflée et infiltrée de sérosité et de pus. Au microscope, il ne présente jamais de traces de spores ni de tubes.

La durée de l'eczéma sycosiforme non soigné est indéfinie. Rarement la lésion se guérit d'elle-même par l'épilation spontanée. Soigné convenablement, cet eczéma, quoique plus lent à guérir que le sycosis primitif, guérit assez rapidement, en trois, quatre, cinq, six, huit semaines. S'il y a une récidive, elle se fait sous la forme d'eczéma simple et ne deviendra sycosique que si l'incurie de l'individu est la même que lors de la première atteinte. Il reste rarement à la suite des plaques d'alopécie ; quand il y en a, elles ne sont pas durables. (A l'encontre de ce qu'on voit assez souvent dans le sycosis parasitaire.) Les ulcérations profondes étant rares, il subsiste rarement des cicatrices. Quelquefois, pendant quelque temps, la surface lisse conserve une apparence lupique (obs. 24). La marche est moins rapide et moins aiguë que dans le sycosis primitif.

Le diagnostic est ordinairement facile, la nature sycosique de l'affection se reconnaîtra sans difficulté aux pustules et aux indurations. On confondrait facilement avec le *sycosis primitif non parasitaire*, leur facies est le même; mais dans la forme primitive, la marche est plus aiguë et la mentagre n'arrive pas au cours d'un eczéma durant depuis des mois et n'étant pas le plus ordinairement à sa première attaque.

Quant au sycosis vrai, il se distingue par les caractères suivants. il débute sur une surface précédemment saine ; il peut apparaître partout, mais le plus souvent il commence par la partie inférieure de la joue ; son début est récent et sa marche est très rapide ; en 10 à 15 jours, la lésion est déjà constituée avec ses noyaux indurés, ses tubercules cutanés ou sous-cutanés, ses furoncles mêlés à des papulo-pustules, traversées par des poils à leur centre ; au bout de 3 à 4 semaines les masses sont devenues considérables, fongueuses et ulcérées ; si on regarde ces surfaces à la loupe, on peut constater des poils nombreux cassés à quelques millimètres au-dessus du niveau de la peau ; les poils sont secs, ternes, rougeâtres, extrêmement friables et cassent à la moindre traction de la pince, quelquefois le poil est recouvert d'une gaine amiantacée d'un blanc mat.

La lésion peut enfin coïncider avec des plaques d'herpès circiné ou de pityriasis alba sur la face, le cou, ou le dos des mains.

Quelquefois cependant le diagnostic est très difficile ; le microscope décide la question : à la troisième période du sycosis parasitaire, la recherche du parasite pourra, il est vrai, devenir longue et difficile; mais en prenant les poils les moins malades, on trouvera toujours quelques traces des spores et des tubes caractéristiques du trichophyton.

L'acné pustuleuse siège ordinairement là où les poils sont rudimentaires (nez, joues, front, sternum) — en outre la pustule est ombiliquée, déprimée à son centre et non acuminée.

Le lichen est une affection très prurigineuse, qui ne donne pas lieu à des croûtes.

Le diagnostic serait parfois bien ambigu entre un *sycosis parasitaire*, un *sycosis simple en plaques*, et certaines ormes de *chancres indurés des diverses régions de la barbe*, si l'adénopathie indolente de voisinage caractéristique, ou l'examen microscopique ne venaient établir la nature syphilitiqne ou parasitaire de la lésion que l'on observe.

La forme pustuleuse et la forme tuberculeuse de l'eczéma ne sauraient être confondues avec les syphilides pustuleuses et tuberculeuses. Car dans la syphilide pustuleuse, les pustules ne sont pas limitées à la face, aux lèvres, au menton, mais disséminées sur la surface du corps, disposées en cercles, recouvertes de croûtes verdâtres ou brunâtres et entourées d'une aréole cuivrée, — et la syphilide tuberculeuse se montre sous forme de tubercules, à coloration cuivrée, insensibles à la pression et disposés en cercles sur les diverses parties du corps. Cependant il faut quelquefois y regarder d'assez près quand les régions malades se présentent couvertes de *secreta* englobant les poils.

Nous rapprochons l'une de l'autre les deux observations suivantes, pour faire voir les différences dans les symptômes et la marche de l'eczéma sycosiforme et du sycosis parasitaire. Nous rapprocherons d'ailleurs plusieurs autres observations ayant trait à l'une ou à l'autre de ces formes de sycosis, et aussi à la mentagre primitive non parasitaire.

Observation I. — Eczéma sycosiforme de la barbe.

Ducros, employé des postes, entre le 3 mai, au n° 75 de la salle Saint-Léon.

Antécédents de famille. — Mère rhumatisante, père, frères et sœur bien portants.

Antécédents personnels : Un peu de gourmes dans l'enfance, — maux de tête assez fréquents, — pas de dyspepsie, pas d'hémorrhoïdes, — varices de la jambe gauche.

C'est un individu fort, sans tendance à l'obésité, aux cheveux rares, à la barbe touffue. Depuis longtemps, la surface de tout le corps présente, ça et là, de la desquamation furfuracée, de la dartre farineuse.

Vie sobre : peu d'alcool — fume très peu.

En 1872, première apparition de placards eczémateux sur les joues; apparition en une nuit, de vésicules extrêmement nombreuses, ayant formé le lendemain des croûtes assez épaisses, exclusivement limitées aux parties pileuses. La poussée a duré deux mois et demi, s'accompagnant d'une éruption furonculeuse abondante au cou.

Traitement : la barbe coupée, pommade de concombre, — bains généraux — liqueur de Fowler, 6-8 gouttes par jour.

En 1878-74-75, état assez bon. Çà et là quelques vésico-pustules sur le front, sur la face et sur la barbe, disparaissant sans traitement.

En 75, il est envoyé à Tunis. Il y mène une vie aussi sobre qu'en France. Au printemps de 76, nouvelle apparition de vésicules et de croûtes dans les parties pileuses de la face, empiétant sur la région sous-mentonnière, ayant respecté le menton. Depuis, cette éruption a eu des alternatives de bien et de mal, sans jamais disparaître, malgré un régime extrêmement sévère auquel il s'est oumis depuis 76 ; il se prive de vin, d'alcool, de café, de tabac.

Il a subi un traitement multiple : rasure de la barbe, cataplasmes, administration à l'intérieur d'iodure de potassium, de soufre, de sulfate de soude, de liqueur de Fowler.

En 78, M. Bouisson, de Montpellier, lui ordonna les bains de

Molitz. L'affection diminua alors d'intensité, mais ne disparut pas.

Depuis, on lui conseilla une infusion de café vert (20 grammes dans un verre d'eau).

Il rentre en France en juillet 79, et à l'hôpital le 3 mai 80.

Etat actuel. — On constate sur la joue droite, exclusivement dans les parties pileuses et empiétant sur la région mentonnière, une grande plaque de 7 centim. de long sur 4 de large, à surface d'un rouge intense, recouverte de croûtes jaunâtres, peu épaisses. Les poils sont englobés dans les croûtes, et, quoique très-longs, n'ont aucune tendance à casser. En écartant les poils, on voit çà et là, entre les croûtes, quelques pustules à la base même des poils.

Sur la joue gauche, on trouve aussi une large plaque un peu moins grande que la précédente avec les mêmes caractères. Au niveau de ces plaques la peau est notablement épaissie. La partie supérieure de ces plaques ne présente pas d'induration ; mais dans leur quart inférieur, au niveau de la massétérine et en avant de cette région, des noyaux arrondis, du volume d'un pois, se sentent à travers les poils. Ces noyaux sont durs ; et à droite, au niveau du rebord du maxillaire inférieur, plusieurs de ces noyaux sont réunis et forment une petite masse, irrégulière, mamelonnée, du volume d'un gros haricot. Du côté gauche il y a plusieurs de ces masses, mais plus petites.

Dans la région sous-maxillaire, sur les parties latérales, on voit, au milieu des poils coupés assez courts, de nombreuses vésico-pustules traversées par des poils ; l'on sent aussi des indurations nombreuses, mamelonnées, d'un volume variable ; menton et moustache respectés ; les parties malades sont le siége d'une légère démangeaison. Sur le corps on trouve disséminées quelques plaques d'eczéma furfuracé. Au microscope les poils sont normaux.

Traitement : Coupe de la barbe, cataplasmes de fécule, puis mentonnière de caoutchouc.

7 mai : Les croûtes sont tombées ; il reste à leur place une rougeur intense et des ulcérations superficielles, assez étendues, et quelques fissures. Les indurations apparaissent très nettes sous forme de saillies, dont un grand nombre portent à leur sommet un point blanc ; par la pression on fait sortir des masses tuberculeuses un peu de pus. On voit aussi de nombreuses vésico-pustules, abondantes surtout au-dessous de l'angle gauche de la machoire.

Le 14. Epilation complète de toute la barbe les 12, 13, 14 mai.

Le 19. Les deux grandes plaques jugales sont toujours rouges; les surfaces malades ont une apparence lisse. Les nodus indurés ont notablement diminué de volume, quelques-uns ont même disparu.

Traitement : Caoutchouc jour et nuit, douches de vapeur, bains de vapeur.

Le 30. 2e épilation hier des deux grandes plaques jugales et de la région sous maxillaire. L'épilation a duré 2 heures.

Coloration rouge, marbrée des plaques. L'épilation n'a pas amené de miliaire. Les indurations, même les masses tuberculeuses, ont presque entièrement disparu. Il en reste à peine des traces sous forme de points un peu épaissis de la peau.

12 juin. Amélioration considérable ; la partie supérieure des plaques est presque décolorée et normale ; mais à leur partie inférieure elles sont encore assez fortement colorées. Les poils ont repoussé drus, moins abondants cependant sur la partie inférieure enflammée des plaques. Mais, il s'est fait sur toutes les parties malades de la face, une éruption considérable de petits abcès miliaires folliculaires. Toutes les indurations ont disparu.

Le 22. 3e épilation, fait sans soin par l'épileur.

Le 24. Cette épilation est refaite soigneusement par un malade du service.

Le 30. Les poils commencent à émerger de la peau, noirs et forts.

La peau est douce et souple, il n'y a plus de vésico-pustules. Mais encore, çà et là, petites surfaces d'un rouge vif, se couvrant de pulvérulence dès que le caoutchouc est enlevé.

9 juillet. Le caoutchouc est remplacé par la pommade de Hebra.

Le 17. Sort dans un état des plus satisfaisants.

3 mars 1881. Il revient faire constater sa guérison presque complète ; il a laissé croître toute sa barbe, et il ne reste aucune trace de l'affection, si ce n'est sur les parties pileuses des joues, à droite et à gauche, une plaque arrondie, au niveau de laquelle la peau, à épaisseur normale, est rouge, sans croutes ni desquamation, et les follicules pileux sont érigés.

Obs. II. — Sicosis parasitaire.

Daunay, 28 ans, garçon fumiste, entre le 8 mars 1880. Saint-Léon, nº 16.

L'affection pour laquelle il entre à l'hôpital, a débuté vers le 15 janvier, 15 jours après une rasure avec un rasoir malpropre, par une saillie tuberculeuse au sommet de la joue droite. Rapidement presque toute la joue droite, la joue gauche et le menton sont pris. Il a mis sur les parties malades des applications parasiticides, qui ont enflammé considérablement la lésion.

Etat actuel. — Toute la joue droite est recouverte de croutes larges, assez épaisses, recouvrant des ulcérations fortement suintantes; la surface est d'un rouge vif; toute la joue est fortement épaissie et douloureuse; elle présente, disséminées ou réunies par groupes, de nombreuses pustules blanchâtres traversées par un poil en leur partie centrale et de nombreuses saillies tuberculeuses du volume d'un pois à celui d'une noisette, dures au toucher.

Sur le menton mêmes lésions, moins prononcées. Sur la joue gauche, la peau est peu indurée; il y a surtout des saillies pustuleuses, mais peu de tubercules.

Le 16. Par les cataplasmes, les croûtes sont tombées, et tout le rebord du maxillaire inférieur est notablement enflammé, d'un rouge intense; la peau est dure, et très épaissie, les tubercules volumineux et nombreux, jusque dans la région sous-maxillaire. Au niveau des tubercules, les poils apparaissent cassés en grand nombre; à la pince un grand nombre cassent encore. Le microscope montre un nombre considérable de spores.

Cataplasmes nuit et jour, douches de vapeur.

Le 18. L'inflammation est en grande partie calmée; les pustules sont moins nombreuses, l'épilation est possible.

Le 22. Epilation faite les 19-20-21. A la suite de l'épilation, le gonflements des parties malades est devenu plus considérable; les tubercules sont douloureux; nouvelles vésico-pustules sur les points les plus malades.

Le 30. Amélioration. Vésico-pustules disparues; ulcérations cicatrisées; tubercules moins volumineux; quelques-uns ont disparu sur beaucoup de points ; entre les points épaissis et tuberculeux, la peau a sa consistance et son épaisseur normales.

8 avril. Encore de la rougeur générale, les tubercules sont encore nombreux aux deux angles, ils sont indolores, gros comme un petit pois ou une lentille. Caoutchouc le jour, pommade de Hébra la nuit.

Les poils ont repoussé ; sur les parties simplement rouges, ils sont aussi nombreux qu'auparavant ; sur les parties saillantes, tuberculeuses, les poils sont très rares. Ceux qui sont repoussés sont petits et grêles.

Le 13. La rougeur est moins vive ; les tubercules ont notablement diminué, mais il reste encore dans l'angle droit de la machoire, une large plaque enflammée et indurée, bosselée et saillante qui se prolonge dans la région sous maxillaire.

Le 18. 2e épilation.

Le 21. Les deux joues, une partie la région sous-maxillaire ont été épilées ; le menton, à peu près sain, ne l'a pas été. Rougeur générale avec croutes, miliaire d'épilation.

Le 25. La grosse induration de l'angle droit de la machoire a diminué de volume. Encore cataplasmes. Pommade de Hebra. Une nouvelle épilation complète sera nécessaire.

1er mai. 3e épilation.

Le 5. L'induration au niveau de la machoire est bien réduite ; elle n'a plus que le volume d'un gros pois. Rougeur presque normale des joues et du menton.

Le 15. 4e épilation.

Le 25. La plaque d'induration a entièrement disparu ; la rougeur de la peau est presque normale. Il sort à peu près guéri.

Nous n'avons plus que peu de choses à dire de l'eczéma de *l'aisselle, du pubis, et des grandes lèvres.*

L'eczéma de l'aisselle succède souvent à des sueurs abondantes. La forme vésiculeuse est la plus commune ; c'est un suintement abondant, s'accompagnant de croûtes jaunâtres étendues, mais peu épaisses et tombant facilement, reposant sur une large plaque érythémateuse qui envahit le haut du bras et de la paroi thoracique. L'impétige est rare, — la forme sycosique aussi : les indurations se sentent bien en prenant entre les doigts la peau mobile.

L'eczéma de l'aisselle s'accompagne fréquemment d'hydrosadénite, qui n'est autre chose que l'inflammation des glandes sudoripares si nombreuses de la région. Souvent aussi il y a des abcés sous-cutanés, ordinairement peu étendus et sans gravité.

L'eczéma du pubis est remarquable par l'abondance du suintement et par la grandeur de la surface erythémateuse. Les croûtes molles et minces tiennent peu après les poils.

Par continuité, et par suite de l'écoulement irritant du liquide eczémateux, la cutite atteint souvent le scrotum chez l'homme, les parties génitales externes chez la femme, et le haut de la partie interne de cuisses (intertrigo).

L'écoulement d'une vaginite amène souvent un eczéma des grandes lèvres. Il n'est pas rare de trouver des indurations dans l'épaisseur même des grandes lèvres.

Nous ne décrirons pas, comme rentrant dans l'eczéma pilaire, l'eczéma de toutes les parties du corps, où il peut y avoir des poils longs (dos, jambes) ou des poils follets.

Nous ne mentionnerons que pour mémoire la forme décrite par Devergie, sous le nom d'*eczéma pilaris* : pustules discrètes, nettement isolées, traversées chacune par un poil, existant le plus ordinairement sur les jambes et au sternum, à marche lente, procédant par poussées successives.

TRAITEMENT.

Le traitement de l'eczéma est extrêmement complexe dans toutes ses espèces, formes et variétés ; dans l'eczéma des régions pileuses ces difficultés sont réunies à leur plus haut degré, à cause de la ténacité ordinaire de la maladie, et de la facilité extrême des récidives.

A aucun titre il n'y a d'indication uniforme ; les indications varient non seulement avec les variétés de siège, de forme, de nature, d'ancienneté, mais encore avec l'idiosyncrasie de chaque malade. C'est dire que comme dans tout eczéma pilaire, il y a concomitamment à faire un traitement local et un traitement général.

Traitement général. — Les médications internes de l'eczéma pilaire ne diffèrent en rien de celles de l'eczéma en général, si ce n'est par la nécessité plus grande de saisir avec soin toutes les indications résultant :

1° des causes excitantes connues ou supposées ;

2° de l'état constitutionnel du sujet.

Quand on a pu découvrir la cause déterminante, la combattre : telle la malpropreté et l'usage de substances irritantes (pommades ou lotions) ; quelquefois il faut conseiller la cessation d'un travail qui expose l'individu au contact de poussières ou d'une trop forte chaleur ; il faut soigner, s'il y a lieu, la dyspepsie, les troubles menstruels.

Il faut enfin et surtout astreindre le malade à une *hygiène* sévère : pas de mets trop épicés, pas de nourriture trop azotée, rejeter l'usage du gibier, de la charcuterie, des salaisons, des crustacés ; manger peu de poisson de mer. Le malade se nourrira surtout de viandes rouge ou blanche en quantité modérée, de légumes verts. Il n'usera qu'avec précaution de certains fruits : fraises, framboises, mûres.

En fait de boissons, peu de vin ; pas d'eau-de-vie, de rhum, etc. ; ne pas boire de café. Ne fumer que très modérément, et dans le cas d'eczéma de la lèvre supérieure, cesser entièrement l'usage du tabac à priser.

Chez les jeunes enfants eczémateux, il faut bien se garder d'un sevrage prématuré. Si le lait de la mère ou de la nourrice semble ne pas convenir à l'enfant, changer de nourrice. D'autres fois il sera avantageux de supprimer l'alimentation lactée si les délais normaux ont été dépassés.

Les promenades, les exercices au grand air seront très utiles.

Quant aux indications tirées de l'état général du malade, elles permettront le plus souvent de ramener l'affection du malade à la diathèse scrofuleuse ou à la diathèse arthritique, et les traitements classiquesde l'anémie, du lymphatisme, de la scrofule, de l'arthritisme seront étroitement appliqués aux sujets atteints d'eczéma pilaire.

Ces médications sont bien connues et il n'est pas nécessaire de les détailler ici.

Répétons seulement qu'il n'y a pas de médication spécifique de l'eczéma pilaire pas plus que d'aucun eczéma, et que l'arsenic par exemple, que l'on donne encore aujourd'hui si souvent d'une manière banale, peut convenir dans quelques cas d'eczéma pilaire généralisé ancien, mais que son emploi est sans résultat favorable et sans indication précise dans la p riode d'activité de la grande majorité des cas d'eczéma pilaire.

Traitement local. — Les indications du traitement local de l'eczéma pilaire sont de deux ordres :

A. — Celles de l'eczéma en général. Les *antiphlogistiques* doivent être employés dans la période aiguë de vésico-pustulation et de formation de croûtes, tant qu'il y a une rougeur notable et que les parties sont le siège de démangeaisons, de cuisson et de tension. En outre, les cataplasmes et le caoutchouc sont indispensables dans les formes chroniques pour faire tomber les croûtes si épaisses qu'elles soient. Plus tard, quand les antiphlogistiques n'amènent pas la guérison complète, et quand, après nne notable amélioration, l'état reste stationnaire, les parties malades doivent être réveillées, excitées; c'est alors que la pommade de Hébra, les lotions légèrement *caustiques* sont utiles.

B. — Celles qui sont relatives à l'existence du cheveu ou du poil au niveau des parties malades et au rôle que joue le poil comme corps étranger dans ces parties.

Il est :

1° Des cas où l'on doit et où l'on peut conserver les cheveux ou les poils ;

2° D'autres, où il faut les couper ;

3° D'autres enfin, où le poil est un agent d'irritation et où il le faut épiler.

1. On peut conserver les cheveux ou poils quand ils ne sont pas trop longs ni trop touffus ; quand les croûtes ne sont pas trop épaisses et trop adhérentes et ne forment pas avec eux un magma inextricable à travers lequel il est impossible de faire une médication directe ; quand la peau sous-jacente n'est pas épaissie ni œdématiée. C'est surtout la chevelure de la femme qu'il faut ménager ; et, ordinairement, chez elle, on peut venir à bout d'un eczéma du cuir chevelu, par de simples lotions et des frictions directes.

2. Mais, quand les croûtes sont larges et épaisses comme dans l'impétigo du cuir chevelu chez l'enfant, il ne faut pas hésiter à couper les cheveux. Quand la peau a augmenté d'épaisseur et de consistance, la coupe des poils est indispensable et souvent insuffisante ; la rasure méthodique est souvent alors un bon moyen de guérison.

3. Enfin, il faut attaquer directement la base enflammée du poil devenu corps étranger dans les cas suivants :

1° Quand il y a, à la base même du poil, une pustule ;

2° Quand il y a des indurations, soit en nappe (lèvre supérieure), soit en noyaux sous forme de tubercules petits ou volumineux ;

3° Quand la partie est fortement épaissie ou œdématiée, toutes conditions qui ne se montrent guère que dans l'eczéma chronique. Dans tous ces cas les moyens de guérison les plus rapides, indispensables même, sont, ou la sacrification de la base des poils, ou mieux, l'avulsion complète du poil, l'épilation.

Telles sont rapidement esquissées les indications générales du traitement de l'eczéma pilaire.

Revenons à chacun de ces moyens. Nous allons passer assez rapidement sur les moyens communs à tout eczéma, pour insister sur ceux spéciaux à l'eczéma pilaire : rasure, scarification et surtout épilation.

Antiphlogistiques. — L'eau, l'antiphlogistique par excellence, est employée sous forme de cataplasmes, d'enveloppement au caoutchouc, de douches générales ou mieux locales.

Cataplasmes. — Les cataplasmes sont un moyen bon et utile. On doit se servir uniquement de fécule de pommes de terre bien délayée et cuite jusqu'à consistance d'empois. Ces cataplasmes doivent être épais, être appliqués à une température peu élevée et dépasser un peu l'étendue de la surface malade. Ils doivent être renouvelés au moins deux fois par jour, et la partie lésée doit en rester constamment couverte. Moyen excellent pour faire tomber rapidement les croûtes, calmer les démangeaisons, enlever la sensation de tiraillement et de tension. Mais il est souvent difficile de faire bien tenir ces cataplasmes sur certaines régions, par exemple au cuir chevelu, à la barbe. En outre, un cataplasme mal fait peut, par fermentation acide rapide, amener de l'inflammation de la peau.

Caoutchouc. — C'est pour obvier à ces inconvénients que Colson (de Beauvais) a proposé de remplacer les cataplasmes par l'enveloppement au caoutchouc. Mais, la tête exceptée, le caoutchouc ne peut être appliqué que sur les parties rasées ou épilées. L'emmaillotement produit très rapidement des résultats absolument semblables à ceux que l'on obtiendrait avec des bains prolongés. « La partie malade est soumise à un bain à la température du corps, dont la sécrétion cutanée, la perspiration sudorale notamment, fait les frais principaux.

« D'autre part, la soustraction du contact renouvelé de l'air, du frottement des vêtements ou du lit continue encore à produire le soulagement si notable éprouvé par tous les prurigineux en général et qui constitue un des résultats les plus remarquables de ce mode de traitement. » (E. Besnier).

L'enveloppement se peut faire avec tout tissu ciré ou caoutchouqué. Mais on doit préférer le caoutchouc vulcanisé en feuilles, ou la toile de caoutchouc, à cause de leur solidité et de leur inaltérabilité.

Il faut avoir soin que le caoutchouc dépasse de tous côtés l'étendue de la lésion, que les bords soient exactement appliqués, de façon à empêcher que l'air chaud et humide qui emprisonne le caoutchouc ne soit remplacé par un air froid et sec. Mais il ne faut pas qu'il y ait compression de la partie malade ; car « il est nécessaire que les exhalaisons cutanées, normales ou pathologiques, puissent se faire aisément et qu'elles trouvent entre le manchon imperméable et la surface de la peau l'espace nécessaire pour s'accumuler librement. » (E. Besnier.)

Il faut mettre la face lisse de la toite caoutchouquée sur la peau. On doit laisser la partie recouverte nuit et jour, et pour cela changer le caoutchouc le matin et le soir, en ayant soin de le bien laver à l'eau froide, et de le faire sécher au grand air ou auprès du feu. On peut aussi laver la partie malade avec de l'eau tiède, ou de l'eau de son, ou mieux la mettre sous le jet d'une douche locale.

L'application du caoutchouc et de la toile caoutchouquée est rendue plus facile à l'aide d'appareils préparés, moulés ou mieux cousus, et faits à la main : bonnets, masques, bandelettes, mentonnières, etc., etc., dont on tire un grand bénéfice pour le traitement de l'eczéma pilaire. Nous en reparlerons.

« Quand on enlève le caoutchouc, on trouve la surface cutanée et la face de contact du tissu plus ou moins abondamment recouvertes d'un liquide composé habituellement en grande partie d'eau sudorale, tenant en macération les éléments de sécrétion pathologique. Le ramollissement et la chute des croûtes sont très rapides ; en très peu d'applications la surface est entièrement détergée. » (E. Besnier.) En peu de temps les exulcérations disparaissent, les fissures se cicatrisent, et la peau reprend souvent par ce seul traitement son épaisseur, son élasticité, sa couleur normales.

C'est à la seconde période de l'eczéma pilaire, à la période d'exsudation que le caoutchouc convient le mieux. Quelle que soit la nature de celle-ci, le soulagement est manifeste, l'amélioration incontestable, et cette période est très notablement abrégée dans sa durée. Dans la période pityriasique, l'emploi du caoutchouc est indiqué tant que le prurit persiste ou reparaît ; la peau est rapidement détergée, assouplie et préparée à recevoir d'une manière favorable l'action des corps gras, glycérolés cadique, tartrique, hydrargyrique. » (Besnier.)

Souvent le caoutchouc, au bout de quelque temps d'application, amène, à la barbe surtout, une sensation de chatouillement et de gêne. Il est bon alors d'enlever le caoutchouc pendant quelques heures, et d'enduire la partie d'un corps gras étendu sur un linge. On peut alterner : ainsi le corps gras le jour, le caoutchouc la nuit.

Douches. — Les bains et les douches sur tout le corps son souvent utiles pour stimuler les fonctions de la peau surtout chez les scrofuleux. Mais les douches locales sont bien plus indiquées, pour le cuir chevelu et la barbe surtout.

Ces douches, faites avec un de ces nombreux pulvérisateurs à bon marché que fabrique l'industrie, humectent la peau, la ramollissent, la nettoient, diminuent considérablement la sensation de tension et de démaugeaisons ; de plus, elles l'excitent légèrement et la tonifient. Le malade assis doit se tenir sous le jet de vapeur, mais à une dizaine de centimètres environ de l'appareil, de façon que le jet ne lui arrive pas étroit et brûlant, mais large et tiède ; bientôt la partie malade est recouverte de goutelettes liquides qui s'écoulent à terre. Il se fait une sensation de fraîcheur, de détente et de bien-être qui se prolonge plusieurs heures encore après la douche. Il faut au moins deux douches par jour ; mais trois ou quatre ne sont souvent pas inutiles. Leur durée est de dix à quinze minutes. Après chaque douche le malade doit s'essuyer légèrement, et recouvrir la partie du caoutchouc ou du cataplasme, pour empêcher le refroidissement de la partie malade.

On peut encore, au début de la période d'exsudation, chercher à déssécher les parties malades en les recouvrant de poudres inertes : amidon, riz, lycopode.

Corps gras. — Quant les croûtes ne sont pas très abondantes, on pourra les détacher avec de l'huile d'olive, ou adoucir la partie malade avec le liniment oléo-calcaire qui es une excellente préparation, ou avec de l'axonge, du cold-cream, de la crème céleste, ou un mélange de cérat et de sous-nitrate de bismuth (10 de bismuth pour 30).

Excitants. — Ces différents moyens arrivent à guérir seuls les cas d'eczéma pilaire, qui ne sont ni chroniques, ni intenses. Mais souvent après une amélioration plus ou moins considérable, l'affection ne marche plus vers la guérison. Il fau alors, concomitamment avec les moyens précédents ou isolément, avoir recours à des préparations plus excitantes. C'est alors que la pommade de Hébra rend de grands services. Mélange en parties égales d'emplâtre diachylon et d'huile d'olive, cet onguent s'étend en couche assez épaisse sur un linge que l'on applique directement sur la partie malade. Combiné ou non avec l'usage du caoutchouc et des douches, cet onguent amène souvent une résolution rapide de la lésion ; quelquefois cependant il est mal supporté, augmente l'inflammation et doit être rejetté. On peut alors le remplacer par :

Borax et alun. . .	āā 25 gr.
Glycérine	100 gr.

On peut user aussi d'onguent au calomel, d'onguent à l'oxyde de zinc, ou de solutions caustiques légères : alun, sulfate de zinc, de cuivre, de borax, de sublimé (0,01—0,05 p. 30), de calomel (0,20—0,50 p. 30). Quelques auteurs emploient de préférence une solution de nitrate d'argent (0,10 à 0,20 p. 30), qui donne de bons résultats dans les cas très chroniques, mais qui laisse quelquefois des cicatrices indélébiles (obs. IX); aussi est-il bon d'en rejeter l'usage pour tout eczéma des parties découvertes.

Enfin quand l'eczéma est très chronique, quand la vitalité

de la peau est amoindrie, et surtout quand la peau a été pendant longtemps infiltrée, on peut avoir recours à des substances plus caustiques encore : telles la pommade de Wilson, très usitée en Angleterre :

Onguent d'oxyde de zinc benzoaté. . . 60 gr.
Esprit de vin rectifié . . . . 8 —

Telles les préparations de goudron, préconisées dans ces cas par Hébra : huile de cade pure ou mitigée, huile de betula alba, utiles surtout contre l'impétigo du cuir chevelu. Le Dr Bruyère a proposé de remplacer l'huile de cade par la pommade à l'acide pyrogallique, qui a l'avantage d'être sans odeur. Hébra a conseillé aussi aussi les lotions et les frictions au savon noir de potasse, qui donneraient des résultats excelents dans le cas de manque de vitalité de la peau. Les solutions de potasse caustique (0,05 à 0,25 p. 30) sont très employées en Allemagne. Quant à la solution de 1 partie de potasse caustique pour 2 parties d'eau, employée par Hébra, quand la peau est infiltrée et couverte de tubercules de la grosseur d'un pois, nous avouons que nous n'oserions nous en servir à cause de la douleur qu'elle cause et des mauvais résultats qu'elle peut donner.

Nous croyons que l'on peut rejeter dans le traitement ordinaire de l'eczéma pilaire les pommades ou lotions mercurielles, dont abusent trop de praticiens et surtout de pharmaciens.

Les cathérétiques ne doivent être employés que dans les cas où les antiphlogistiques échouent, et encore faudra-t-il procéder par tâtonnements. Il ne faut pas s'étonner si la surface malade rougit un peu, s'il se fait une poussée vésiculeuse, c'est dans le cas donné une condition de la guérison ; mais si les vésicules surviennent trop nombreuses, si le suintement est abondant, si la lésion s'étend, si le malade éprouve une douleur et une tension trop pénibles, il faut suspendre aussitôt l'usage des caustiques et revenir aux antiphlogistiques.

B. *Moyens spéciaux à l'eczéma pilaire* — Il nous reste maintenant à étudier les moyens de traitement spéciaux à l'eczéma pilaire, et dont nous avons déjà montré les indications.

Nous avons vu les cas dans lesquels on pouvait conserver les cheveux et les poils, ceux où l'on devait les couper. C'est à cela que se réduit souvent le traitement de l'eczéma pilaire simple. Mais dès qu'il y a œdème notable, infiltration prononcée ou sycosis, il peut devenir utile d'avoir recours à l'un des moyens suivants : rasure, épilation, scarification.

Rasure. — Chez les individus qui ne veulent ou ne peuvent être épilés, la rasure faite régulièrement et répétée tous les jours ou tous les deux jours peut amener une guérison complète et rapide, résultat qui arrive surtout quand il n'y a que de l'œdème et une simple infiltration, qui est moins favorable quand il s'est formé une induration en nappe ou tuberculeuse.

Mais c'est surtout après l'épilation que la rasure quotidienne est utile pour empêcher les récidives.

Épilation. — L'épilation est un moyen bien supérieur ; toutes les fois que le poil semble jouer le rôle d'un corps étranger, il faut l'enlever ; aussi l'épilation est-elle nécessaire non seulement quand il y a des pustules traversées par des poils, quand il y a des tubercules, quand il y a une induration en nappe, mais même quand il y a un simple épaississement de la peau. Bien plus, nous croyons l'épilation utile quand l'eczéma pilaire dure déjà depuis plusieurs mois ou plusieurs années, quand il a eu plusieurs récidives, alors même qu'il n'y a ni induration ni épaississement, ni œdème sensible.

Recommandée d'abord par Samuel Plumbe, puis tombée en oubli, l'épilation fut remise en honneur par G. Wertheim et définitivement acceptée depuis. Il faut épiler toute la région malade, partout où il y a des vésico-pustules, et des indurations en nappe ou en noyaux. Cette épilation doit être faite d'une façon très méthodique, en plusieurs séances, s'il le faut. Si les poils sont longs, ils doivent être coupés courts; si le malade se rase, il doit laisser pousser sa barbe ou moustache pendant les cinq ou six jours qui précèdent l'épilation. Il est bon aussi de ramollir la partie malade avec des émollients. Alors, après avoir fait asseoir convenablement le malade, et s'être bien assis soi-même, il suffit avec une pince à bords larges et plats d'exercer une douce traction dans l'axe même du poil. Il faut prendre les poils un à un, et commencer par ceux qui se trouvent à la périphérie. Dans les premières séances, on peut quelquefois se borner à épiler les points les plus malades, mais on reviendra plus tard sur ses pas et l'on épilera centimètre par centimètre. L'on fera chaque jour une séance de une heure et demie, deux heures; on recouvrira de cataplasme ou de caoutchouc, et on recommencera le lendemain. En général, l'épilation de la moustache ne demande guère qu'une séance; celle de barbe exige deux, trois, quatre séances. Quant aux autres parties pileuses, on n'a que d'une façon exceptionnelle l'occasion de les épiler, l'eczéma sycosiforme y étant lui-même exceptionnel.

L'épileur, à moins d'un très grand soin, laisse toujours en place un certain nombre de petits poils; un plus grand nombre encore se sont cassés sous la traction de la pince. Aussi une seule épilation est-elle rarement suffisante; il en faut deux, trois, quatre et plus. Il ne faut pas attendre longtemps pour réépiler; dès que les poils ont atteint une longueur de 5 à 6 millimètres, les arracher de nouveau.

Souvent par l'orifice du follicule vide sourd une gouttelette de pus, et quand plusieurs poils sont implantés sur une masse tubéreuse, la quantité de pus qui sort de ces espèces de furoncles est assez grande ; quelquefois il sort en même temps un peu de sang. Le poil arrive souvent avec toute sa gaine qui est translucide ou opaque et jaunâtre suivant la plus ou moins grande quantité de leucocytes qu'elle renferme.

L'épilation, toujours un peu douloureuse, devient exceptionnellement impossible chez les malades à sensibilité cutanée excessive. Il faut dans ces cas insensibiliser la peau avec de la glace ou de l'éther. Il n'est pas rare de voir l'épilation suivie d'une éruption de très nombreuses petites vésicules ou vésico-pustules. Cette éruption n'est qu'éphémère et, au bout de cinq à six jours, elle a entièrement disparu (*épidermite miliaire d'épilation.*) (E. Besnier.)

Les poils arrachés ne tardent pas à repousser ; il résulte des recherches de Stroganov que, dans l'épilation, la plus grande partie des poils se rompent à la partie supérieure du follicule pileux, rarement au bulbe, plus rarement encore au-dessous, près de la papille. Quand le bulbe a été arraché, il faut des mois pour qu'il repousse. Mais quand le poil serompt au-dessus du bulbe, le nouveau poil se forme rapidement ; et plus haut se fait la rupture, plus grande est la rapidité de la reproduction. Ordinairement vers le sixième ou huitième jour, on voit poindre de petits cônes noirs, blonds ou décolorés, qui iront s'allongeant rapidement.

Scarification. — La scarification n'est, le plus souvent, employée que comme un moyen de seconde main, après l'épilation, quand l'épaississement ou l'œdème de la peau est considérable, ou quand les tubercules sont très volumineux.

On peut alors employer ou la scarification ponctuée avec la pointe d'une lancette ou d'un petit bistouri, ou la scarification linéaire.

M. Vidal pratique, avec des résultats heureux, la scarification linéaire comme traitement *unique* de l'eczéma sycosiforme. Les scarifications, faites avec un petit couteau à lame étroite et droite, sont toutes parallèles, séparées l'une de l'autre par un intervalle de 1 millimètre à 1 millimètre et demi. Après avoir scarifié dans un sens, il faut scarifier dans le sens opposé. L'incision doit être assez profonde pour atteindre toute l'épaisseur du derme. « Dès la première séance, il y a un soulagement marqué ; après la seconde, l'inflammation chronique de la peau a notablement diminué, et il y a une guérison durable si l'on a eu le soin de prolonger pendant quelque temps ce traitement. » On n'a pas à craindre de détruire les follicules pileux ou de produire des cicatrices. Ces incisions dans des régions de la peau infiltrée avec produit inflammatoire guérissent si parfaitement et d'une manière si rapide qu'au bout de peu de jours il est impossible d'en découvrir toute trace (Hébra).

Il faut reconnaître, toutefois, que cela est essentiellement un procédé d'hôpital, qui ne peut être employé que sur indication précise, et que la scarification, surtout entre des mains inexpérimentées, ne peut pas être proposée comme méthode générale et unique, quel que grand que puisse être le bienfait de leur application exacte et judicieuse.

Traitement suivant le siège. — Quelques mots encore sur les particularités de traitement suivant le siège de l'eczéma pilaire. Au cuir chevelu, quand l'impétigo atteint un jeune enfant, surtout à la mamelle, il faut faire une attention particulière, et bien surveiller toutes ses fonctions. Localement, il ne faut jamais aucune préparation irritante, goudron ou autre. Pour tout traitement, couper les cheveux et mettre la calotte de toile caoutchouquée ou de caoutchouc vulcanisé, profondément enfoncée et bien adhérente à la tête par son bord libre. Cependant, quand au bout de 3 semaines, 1 mois, le suintement et la rougeur persistent, exciter les parties avec une solution caustique très légère ; une cuillerée de liqueur de *Van Swieten*, dans un verre d'eau, par exemple. Chez l'adulte, l'eczéma fluent doit être plutôt combattu par le liniment oléo-calcaire. Mais quand il y a croûtes, calotte et douches de vapeur ; si la peau est infiltrée, huile de cade pure ou mitigée avec glycérolé d'amidon ou pommade au pyrogallol, ou simplement lotions avec savon. Quand il y a sycosis, épiler les cheveux sur les quelques points atteints.

A la période pityriasique, émollients jusqu'à ce que la rougeur ait disparu ; si la rougeur est peu prononcée et la desquamation très franche, onctionner avec du cérat ou avec glycérolé d'amidon, 20 gr.; acide tartrique, 1 gr.

S'il y a impétigo granulata, couper les cheveux, saupoudrer le cuir chevelu de poudre insecticide Vicat.

Aux sourcils et aux cils, il faut souvent épiler, aussi longtemps que l'on aperçoit de la rougeur, de l'infiltration et qu'il se forme des pustules (Hébra).

Dans la région de la barbe, couper les poils ; cataplasmes ou caoutchouc, douches de vapeur. Pour la lèvre supérieure, on taille une petite bande de caoutchouc vulcanisée, longue de 8 à 9 centimètres, aussi haute que la lèvre elle-même. On l'applique exactement sur la lèvre au moyen de deux cordons attachés à ses extrémités, cordons qu'on fait passer au-dessus des oreilles et qu'on fixe sur l'occiput.

Pour la lèvre inférieure, le menton, les joues, la région sous-maxillaire, on doit confectionner un appareil qui puisse embrasser entièrement l'arc du maxillaire inférieur. Pour cela on taille un peu obliquement une bande de caoutchouc vulcanisée, de telle façon qu'elle puisse s'appliquer exactement sur toute la surface pileuse qui est au-dessus du bord inférieur du maxillaire. On en taille une seconde, qui prend exactement toute la région sous-maxillaire le plus profondément possible. On réunit les deux bandes de façon que leurs bords contigus forment un angle, une gouttière où sont logés le rebord du maxillaire inférieur et les angles de la mâchoire. Avoir soin que la couture soit du côté opposé à la peau.

S'il y a induration ou épaississement, ou simplement si l'eczéma est très chronique, ou si les récidives ont été multiples, procéder à l'épilation, aussitôt que l'inflammation aura été un peu calmée par les émollients; continuer en même temps l'usage du caoutchouc, des douches, et, suivant le cas, de la pommade de cérat-bismuth, ou de la pommade de Hébra.

Dans le cas d'eczéma des narines, s'il y a des vésiculo-pustules et des indurations, épiler aussi les vibrissæ. Dans tous les cas, donner tous ses soins à l'inflammation de la muqueuse de Schneider.

Dans l'eczéma de l'aisselle et du pubis, le caoutchouc tient mal ; les cataplasmes recouverts de toile cirée agissent mieux. Il est souvent utile de remplacer ces cataplasmes par des onctions au liniment oléo-calcaire ou un autre corps gras.

Pour guérir l'eczéma des grandes lèvres, il faut traiter l'écoulement blennorhagique ou leucorrhéique.

OBSERVATIONS.

Les observations suivantes, qui nous sont personnelles et qui ont été prises, pour la plupart, dans le service de M. E. Besnier, ont trait aux diverses manifestations de siège et de forme de l'eczéma pilaire. Le plus grand nombre se rapporte cependant à l'eczéma récidivant de la lèvre supérieure et à l'eczéma sycosiforme de la barbe, dont nous rapprochons quelques observations de sycosis primitif, parasitaire ou non

Obs. III. — Eczéma impétigineux du cuir chevelu.

Réné Gauché, 4 ans 1/2, est amené à la consultation du 13 mai.

Père et mère migraineux.

L'enfant a eu des glandes et des maux d'yeux. Les dents ont poussé tard ; il n'a marché qu'à 3 ans. Toutes les dents sont gâtées et noires, évidées et arrondies à leur base. Pas de rachitisme. Appétit très médiocre ; un peu de dyspepsie acide.

De 6 mois à 15 mois, le cuir chevelu et la face ont été recouverts de croûtes épaisses, jaunâtres, très suintantes, assez cohérentes pour rendre la vue impossible pendant trois semaines. Vers le 15e et le 16e mois, les croûtes ont disparu peu à peu, mais jamais entièrement.

Poussée aiguë en juin 1879 sur tout le cuir chevelu : croûtes jaunâtres, très épaisses, suintant considérablement. Le suintement est devenu plus tard moindre et les croûtes plus minces. L'affection a de nouveau presque entièrement disparu en novembre 1879.

Les cheveux qui étaient restés rares et grêles depuis l'âge de

6 mois ont poussé plus nombreux et plus vigoureux depuis novembre 1879.

Traitement presque continu depuis l'âge de 6 mois : huile foie morue, sirop antiscorbutique, sirop d'écorce d'oranges amères ; IK ; localement bains d'amidon, taffetas gommé, coupes de cheveux.

En janvier 1880, sans cause connue, récidive. Croûtes épaisses, très abondantes sur tout le cuir chevelu, empiétant un peu sur la nuque.

De novembre à janvier, pendant la durée de guérison de l'eczéma, l'enfant toussait et crachait, se plaignait de maux de tête et de maux d'oreilles. Le retour de l'eczéma l'a rendue mieux portant.

Etat actuel. — Sur toute la tête, rougeur assez vive, recouverte en partie de croûtes jaunâtres, épaisses, englobant des poils longs, mais peu abondants ; un grand nombre de croûtes sont sèches ; d'autres sont humides, recouvrant de petites exulcérations. La tête exhale une odeur un peu nauséeuse, mais pas d'odeur de souris, pas de godet, ni de cheveux cassés.

Vives démangeaisons ; on est obligé d'attacher les mains de l'enfant.

Sur la partie postérieure du cou quelques plaques d'un rouge vif, recouvertes de squames légères. Au pli du coude et dans le pli interfessier quelques petites plaques sèches reposant sur une peau rosée.

Calotte de caoutchouc. Douche de vapeur.

Le 20. Disparition presque entière des croûtes ; il reste une surface rouge, lisse, unie.

Le 27. La rougeur générale a fait place à de nombreuses plaques rouges, petites du côté droit, larges et formant une plaque presque unique du côté gauche.

Même traitement.

Huile foie morue, sirop iodure fer, vin quinquina.

17 juin. Amélioration considérable ; rougeur beaucoup moindre ; il n'y a plus d'exulcération, il n'y a plus de croûtes ; encore un peu de suintement. Le placard du coude est stationnaire, mais depuis quelques jours il est apparu quelques placards d'eczéma suintant dans l'aisselle, les aines. L'appétit est toujours mauvais. Un peu de dysurie.

Le 29. Les plaques de l'aisselle et du pubis ont entièrement disparu par le caoutchouc, celles du coude vont mieux. La tête a repris sa coloration normale ; les cheveux poussent fins et nombreux.

Même état général.

Obs. IV. — Eczéma squameux de la tête. — Eczéma croûteux simple de la moustache et de la barbe.

Jayer, 40 ans, cannelleur, entré le 3 mai 1880, n° 22, salle Saint-Léon.

Mère dyspeptique et rhumatisante.

Gourmes et glandes dans l'enfance. Il est rhumatisant. Tendance aux varices. Peu d'appétit. Coryza fréquent. A peu près sobre.

En mai 1879 apparition de pellicules blanchâtres sur la tête ; en juillet se lave la tête avec du rhum et du vinaigre purs, inflammation violente ; les pellicules réapparaissent au bout de trois semaines ; la calotte de caoutchouc les fait disparaître en novembre.

Au mois de janvier, à la suite d'une vive contrariété, éprouve une vive démangeaison ; réapparition des pellicules blanches sur la tête, et en même temps de placards croûteux dans la moustache et dans la barbe. Met quelque pommade qui empire la situation.

Etat actuel. — *Tête.* — Recouverte entièrement de squames petites, pulvérulentes, très adhérentes, au-dessous desquelles la peau est légèrement rouge. Quelques croûtes. Les cheveux sont normalement rares. Démangeaisons vives.

Lèvre supérieure. — Une large plaque, formée de légères croûtelles jaunâtres ou blanchâtres, presque sèches, occupe presque toute la lèvre ; la peau est d'un rouge vif, sans fissure, sans induration. A la lèvre inférieure, au menton, aux joues, placards croûteux disséminés, englobant les poils.

7 mai. Cheveux coupés ; calotte de caoutchouc ; barbe et moustache coupées, cataplasmes.

Le 28. Est appelé dehors par une maladie de son père. Sur la tête les écailles sont entièrement tombées, il ne reste plus que quelques petites places rouges, pulvérulentes. La barbe a été épilée, ainsi que la moustache. Les croûtes, les vésicules, les squames ont disparu, il ne reste qu'une légère rougeur par places.

Obs. V. — Eczéma pityriasique du cuir chevelu et de la barbe.

Delescluze, 32 ans, frappeur, entré le 21 juin, salle Saint-Léon, n° 69.

Homme robuste, sans antécédants. Il est sobre.

Au mois de décembre 1879, émotion vive ; depuis il a toujours eu quelques boutons et quelques croûtes dans les cheveux. Mais ce n'est qu'il y a trois semaines que la lésion s'est généralisée à tout le cuir chevelu ; en même temps apparition de vésico-pustules et de croûtes sur les côtés du menton et dans toute la barbe.

En outre, depuis 8 jours éruption de plaques rouges, siège d'un prurit intense, disséminées sur tout le corps.

Aujourd'hui on constate :

Au cuir chevelu, une desquamation épidermique généralisée. Les croûtelles sont blanches, peu épaisses, peu larges, adhérentes à la peau. Au-dessous la peau est un peu plus rouge que normalement, mais il n'y a pas d'exulcération ; çà et là quelques croûtes et des traces de grattage dues au prurit assez vif de la région. La lésion, presque dès le début, a toujours été à peu près sèche ; les croûtelles pityriasiques entourent la base des poils qui sont normaux.

De plus la lésion s'étend sans la ligne de démarcation uniquement sur les parties pilaires de la joue, de la lèvre supérieure, de tout le menton et de la région sous-maxillaire.

Toutes ces parties sont aussi recouvertes de croûtelles légères, épidermiques, recouvrant des surfaces peu enflammées; çà et là des croûtes recouvrant de petites exulcérations suintantes.

OBS. VI. — Eczéma simple des sourcils, des cils avec ectropion, de la lèvre supérieure et de la barbe.

Brenot, 23 ans. 20 mai 1880.

Sujet lymphatique. Impétigo du cuir chevelu dans l'enfance. Il y a deux ans et demi placards d'eczéma aux sourcils, aux cils, dans toute la région de la barbe. Depuis cinq à six récidives sur les mêmes parties pileuses exclusivement. Dernière attaque en janvier 1880 ; après coryza, plaque épaisse sur la partie médiane de la *lèvre supérieure*, croûtes légères dans la *barbe*. Quelques croûtes sur le sourcils ; rougeur du bord des *paupières*, croûtes jaunâtres, minces, adhérentes aux cils, dont un grand nombre sont tombées. Ectropion très prononcé de la paupière supérieure droite.

OBS. VII. — Eczéma chronique simple de la barbe et des sourcils.

Culand, 28 ans, cordonnier, entré le 8 avril 1880, salle Saint-Léon, n° 1.

Individu strumeux : glandes dans l'enfance, maux d'yeux. Dyspeptique. Assez sobre. Ne peut supporter le vin.

Il y a deux mois, à la suite d'une rasure, apparition de croûtes épaisses sur les joues et le menton, rien à la moustache.

On constate à son entrée que les joues et le menton sont recouverts de croûtes épaisses, molles, milliformes ; ces croûtes sont fendillées et fissurées, entourées d'une zone érythémateuse.

15 avril. Les cataplasmes ont fait tomber toutes les croûtes. On voit à leur place de nombreuses exulcérations sur une surface érythémateuse.

Sur les joues, toute la région de la barbe est d'un rouge vif, recouverte ici de croûtelles, là de desquamation épidermique.

Sur le menton, il y a une plaque de 5 à 6 centimètres de large, de 3 à 4 de haut, irrégulièrement ovoïde avec des fissures nombreuses laissant suinter un liquide jaunâtre qui se prend vite en croûtes. De ces fissures, les unes ont 4 à 5 millimètres de long ; les autres, 1 cent. 1 cent. 1/2, presque toutes sont verticales, quelques-unes courbes. Elles donnent à la surface un aspect craquelé. Au menton la peau est légèrement épaissie et indurée.

Caoutchouc. Douches de vapeur.

Le 25. Les plaques des joues se recouvrent de desquamation épithéliale qui entoure la base des poils sur une certaine longueur. Un ganglion rétro-maxillaire.

La surface du menton est encore aussi rouge et aussi fendillée.

Les démangeaisons sont intenses, la nuit surtout.

Le 30. Même état. Epilation de la région du menton.

6 mai. Après l'épilation, qui a été très douloureuse, inflammation vive; miliaire abondante, croûtes épaisses. Epilation faite sans soin.

Aujourd'hui la rougeur uniforme des plaques du menton tend à être remplacée par de petites plaquettes de couleur vive. Il n'y a plus d'ulcérations aux joues.

Au menton il y a encore une large surface exulcérée et des fissures.

Sur le sourcil droit est apparu, il y a quatre ou cinq jours, un placard allongé qui s'accompagne d'un œdème notable de la paupière supérieure.

La peau du menton est redevenue plus souple.

10 mai. Il y a deux jours une petite poussée de vésico-pustules et de croûtes melliformes sur la joue droite, sur le front et à l'oreille droite.

En outre, le suintement de la région mentonnière plus grand que ces jours derniers, sans cause connue.

Le 14. Mieux sensible. Les croûtes ont de nouveau disparu sur la barbe.

Sur les joues, çà et là, plaques rouges un peu pulvérulentes. Sur le menton la rougeur est moindre; il n'y a plus d'ulcération, mais encore quelques fissures, assez longues et profondes.

Tout l'arc sourcilier droit est recouvert de croûtes; le rebord du pavillon des oreilles est d'un rouge vif, sans croûtes à gauche, avec quelques croûtelles à droite.

Nouvelle épilation du menton et des joues.

Le 19. Il reste une rougeur extrêmement vive au menton et à la partie inférieure des joues. Par les fissures et les exulcérations s'écoule un liquide citrin.

Les croûtes du sourcil droit ont disparu en partie.

Le 22. Amélioration notable. Les surfaces exulcérées du menton sont presque entièrement cicatrisées, la rougeur en est en grand partie disparue.

Le malade veut sortir à cause de son travail. Il reviendra à la consultation du jeudi.

Caoutchouc. Douches de vapeur. Régime sévère.

Le 29. L'amélioration continue. Suintement à peu près nul. A la partie supérieure de la joue droite, une vésicule nouvelle.

8 juin. Guérison presque complète. Il reste de la rougeur et encore un peu de tension.

17 juillet. Il rentre pour des placards sur le menton et deux petits placards sur la joue droite.

Epilation. Douches de vapeur.

Au bout d'un mois, il sort très amélioré. Il laisse croître sa barbe.

5 janvier 1881. Depuis quinze jours récidive. Sur le côté gauche du menton, nouvelle plaque de 5 cent. de long sur 2 de large, à croûtes épaisses ; tout autour une zone érysipélateuse. Sur la joue droite petit placard à surface pityriasique. Encore de violentes démangeaisons.

Cataplasmes. Douches de vapeur. Epilation.

Examen microscopique : jamais il n'y a eu de parasites.

Obs. VIII. — Eczéma simple de la barbe. — Eczéma de la lèvre supérieure.

Papin entre le 12 avril 1880, salle Saint-Léon, n° 20.

Depuis un an apparition dans le sillon de la lèvre supérieure d'un placard croûteux. Guéri par l'épilation, ce placard a reparu il y a trois mois.

En outre, depuis six mois, apparition de vésicules et de croûtes sur les joues et le menton.

On constate :

1° Sur la lèvre supérieure, du côté droit, immédiatement en dehors du sillon, un placard épais, large de 2 centimètres environ ; à ce niveau, les poils ont tendance à être déviés en haut.

2° Sur chaque joue un grand placard d'un rouge vif assez croûteux, exulcéré par place et reposant sur une surface épaissie et indurée.

Entre ces deux plaques et les réunissant, de nombreuses vésico-pustules à la base des poils, et des croûtes sur une base érythémateuse; petit ganglion sous-maxillaire.

Le 20. Les cataplasmes ont fait tomber les croûtes ; tout le collier de la barbe offre une surface enflammée. Au niveau du menton, quelques places de peau saine. Epilation.

Le 25. L'épilation de la moustache et de la barbe a rendu les surfaces d'un rouge intense; miliaire assez abondante, qui tend à disparaître.

Le malade éprouve une sensation de bien-être et de souplesse de la peau ; il n'y a plus de démangeaisons.

Epilation faite sans grand soin; beaucoup de poils cassés ou laissés de côté.

Le 20. Amélioration considérable ; il n'y a plus ni croûtes, ni vésicules, ni dureté de la peau ; le malade voudrait sortir, mais il y a encore de la rougeur assez vive ; en outre quelques très légères exulcérations.

2 mai. Sort

Le 13. Vient à la consultation. Depuis sa sortie, il continue la nuit caoutchouc sur la lèvre supérieure et la barbe ; le jour, cérat; vie sobre.

Encore de la rougeur sur toutes les parties malades ; en outre, à la base des poils, de nombreuses petites vésico-pustules ; partout un peu de desquamation épidermique.

Le 15. 2e épilation. On ne revoit plus le malade.

Obs. IX. — Eczéma simple de la barbe. — Plaques cicatricielles dues à des badigeonnages au nitrate d'argent.

Nathan (Aaron), 42 ans, clerc d'huissier; consultation du 22 avril 1880.

En juillet 1879, un large placard d'eczéma pilaire à chaque joue. 1re épilation, puis 7 à 8 badigeonnages au nitrate d'argent de toutes les parties malades, en août et septembre ; 2 épilations en septembre; sort guéri ; mais il est resté au niveau des plaques cautérisées une rougeur d'abord peu notable, puis vive, avec un aspect lisse et plissé de la peau.

Depuis deux mois et demi environ (février 1880), il s'est fait une desquamation furfuracée sur la joue droite. Il s'est fait épiler de lui-même il y a six semaines.

Il y a quinze jours, à la suite d'une application de pommade de turbith, et de quelques excès alcooliques, apparition de vésico-pustules sur les deux joues.

Joue gauche. Large surface s'étendant de l'os malaire au bord inférieur de la mâchoire, irrégulièrement arrondie, d'apparence cicatricielle, à poils très rares; sur cette rougeur lisse existent des croûtes sèches, jaunâtres, assez épaisses; au niveau de la base de presque tous les poils, petites pustules indurées. Le centre de cette plaque est épaissi et augmenté de consistance.

En dehors de cette large plaque, çà et là, dans les parties pilaires quelques placards.

A droite, une assez large plaque cicatricielle, à poils rares, avec quelques croûtes; quelques autres placards; douches de vapeur; cataplasmes fécule.

Le 27. Traitement fait d'une façon insuffisante; encore des vésico-pustules, et une rougeur intense partout.

L'épilation n'a pas été possible à cause de l'inflammation.

10 mai. Epilation.

Le 18. Amélioration considérable; à l'exception des plaques cicatricielles, la rougeur a presque partout disparu. L'épaississement de la joue gauche a diminué. Nous ne revoyons plus le malade.

Obs. X. — Eczéma simple de la lèvre supérieure et de la barbe. 2e récidive. Acné bromique.

Blin, 44 ans, cultivateur, 5 juin.

1° atteinte il y quatre ans et demi; placard médian de la lèvre supérieure; puis quelque temps après, envahissement de toute la lèvre supérieure, de toute la barbe; épilation.

Depuis, de temps à autre, de légères poussées.

Depuis cinq semaines, récidive par la lèvre supérieure qui est prise tout entière : croûtes épaisses, rougeur intense, induration de la portion sous-nasale. Dans la partie pileuse des joues et du menton, rougeur généralisée, avec placard épais, quelques vésico-pustules. La joue droite est un peu épaissie.

De plus, sur les épaules, les bras, la partie supérieure de la poitrine, la région sus-pubienne, taches plates ou acuminées de l'acné bromique (le malade, épileptique depuis son enfance, prend KBr). Cataplasmes; épilation.

Obs. XI. — Eczéma récidivant de la lèvre supérieure.

Beuré (Ernest), 32 ans, facteur de pianos, vient à la consultation du 8 avril.

Pas d'antécédents dans sa famille.

Antécédents personnels : hémorrhoïdes il y a quatre à cinq ans ; rhumatisme du genou droit; douleurs rhumatoïdes revenant de temps à autre.

L'eczéma de la lèvre supérieure est apparu pour la *première fois il y a quinze ans,* à la suite d'une rasure chez le perruquier.

Le soir, même apparition de vésicules sur toute la hauteur de la lèvre supérieure; formation de croûtes et de squames peu épaisses.

Pommade de concombre ; cérat ; durée, un mois.

Deuxième fois il y a six ans, sans cause connue ; apparition sur toute la lèvre supérieure de croûtes épaisses et jaunâtres, pour se limiter bientôt au sillon médian ; soigné pendant seize mois tour à tour par cataplasmes, IK, pommade au goudron sans aucun succès; il s'en va à la campagne, et les croûtes tombent toutes seules au bout de deux mois.

Troisième fois il y a un an, la lésion a débuté par le côté droit de la lèvre supérieure, puis a envahi en une nuit le côté gauche.

Traité par l'arsenic, les purgatifs, les cataplasmes, la pommade au turbith.

Etat actuel. Une rougeur assez intense occupe toute la hauteur et toute la largeur de la lèvre, occupant uniquement les parties pileuses.

Sur cette rougeur, on trouve de nombreuses vésicules blanches par groupes et de petites croûtes minces, jaunâtres, sèches ou suintantes, abondantes surtout dans le sillon médian. La lésion s'arrête exactement à l'entrée des fosses nasales. Quelques légères exulcérations au-dessous des croûtes. La lèvre est un peu plus épaisse et moins souple qu'à l'état normal.

Epilation ; douches vapeur ; caoutchouc.

Le 15. Rougeur diffuse de toute la lèvre, un peu de rougeur de l'entrée des fosses nasales ; peau encore un peu épaissie. A la loupe on voit quelques cheveux noirs cassés et de nombreux poils follets qui poussent malgré l'épilation. Encore quelques exulcérations ; fissure au-dessous de la sous-cloison.

Le matin, savonnage; le jour, caoutchouc; la nuit, onguent, diachylon et huile d'olive, etc., etc.

Le 22. Quelques vésicules disséminées ; en outre, à la commissure droite, plaque rouge, croûteuse ; poils en partie repoussés ; la pommade de Hébra a été appliquée trop tôt ; nouvelle épilation.

Le 29. Rougeur généralisée à toute la lèvre ; à la commissure droite, une fissure assez profonde. La peau a repris sa souplesse normale ; il n'y a plus de démangeaisons.

Le traitement est fait d'une façon médiocre.

27 mai. 3e épilation il y a quinze jours.

Les poils cassés ont repoussé gros et forts ; à côté, d'autres grêles et blonds.

Sous la cloison du nez, il y a une plaque, verticalement allongée, rouge, couverte de quelques croûtelles ; en dehors, la rougeur a presque disparu.

Caoutchouc le jour ; pommade Hébra la nuit ; douches de vapeur.

10 juin. 4e épilation il y a trois jours ; rougeur et croûtes dans toute la hauteur du sillon médian ; en dehors, pulvérulence sur toute la lèvre.

Sur la lèvre inférieure, deux petits placards, à droite et à gauche, existent dans les parties pileuses ; ces deux placards ont été deux fois épilés.

Le 15. 5e épilation.

Le 25. 6e épilation hier, faite avec grand soin ; croûtes disparues ; rougeur presque disparue, même sur le sillon médian, il n'y a plus ni fissures ni indurations. S'il n'y avait encore un peu de tuméfaction sur la ligne médiane, la guérison serait presque complète.

Les plaques de la lèvre inférieure ont disparu.

OBS. XII. — Eczéma récidivant de la lèvre supérieure (5 ou 6 atteintes). — Épaississement et œdème considérable. — Épilations et scarifications nombreuses.

Dreyfus (Salomon), 40 ans, marchand ambulant, entré le 24 mai, n° 76.

Père variqueux. Un peu migraineux. Hémorrhoïdes. Varices très prononcées des deux jambes. Coryza fréquents et qui n'en finissent pas. Alcoolique, grand fumeur.

Première atteinte en juin 1872, après un coryza; la plaque, à la suite de quelques ribotes, devient épaisse et a les mêmes caractères que celui d'aujourd'hui. Durée quatre mois, n'a jamais depuis disparu entièrement. Cataplasme, pommade.

Deuxième atteinte en 1873, après un nouveau coryza. Cette fois gonflement considérable. Durée trois à quatre mois. Depuis il est toujours resté de l'induration de la partie.

Troisième atteinte en janvier 1880, encore à la suite d'un coryza. Etat actuel. Plaque localisée au sillon médian de la lèvre supérieure, et dépassant les limites de ce sillon de 1 centimètre environ à gauche, et 1 centimètre et demi à droite, au-dessous des fosses narines. Placard irrégulièrement quadrangulaire, à croûtes très épaisses, traversées par des poils nombreux et durs. Les croûtes tombées, la plaque est d'une coloration violacée au centre, d'un rouge moins vif à la periphérée; la peau présente des exulcérations petites et multiples. A l'union de la narine gauche et de la lèvre il y a une fissure allongée, semi circulaire, peu profonde; une autre fissure sous la sous-cloison.

Au niveau de la plaque les téguments sont notablement épaissis, et fortement œdématiés; il y a en outre un peu d'œdème. Dans les fausses narines, on voit une rougeur vive avec des suintements et quelques croûtes. Cataplasmes, puis caoutchouc, douches.

27 mai. Epilation.

11 juin. La plaque est d'un rouge vif; les croûtes et les fissures ont disparu; l'œdème et l'épaississement sont encore considérables. Les poils repoussés sont presque tous rebroussés en haut.

Contre l'œdème on emploie la scarification ponctuée. La scarification avec la pointe d'une lancette, quoique douloureuse, est bien supportée; l'écoulement de sang est abondant, ce qui montre que la circulation est notablement gênée.

Le 12. La ponctuation a augmenté l'inflammation de la plaque, qui est d'un rouge écarlate, et dont le gonflement est beaucoup plus prononcé qu'hier.

Le 14. La plaque est redevenue d'un rouge sombre, et le gonflement très notablement moindre qu'avant la scarification.

19 juin. Quoique non guéri, il veut sortir. La plaque, sans croûtes ni vésicules, est d'un rouge vif, moins saillante que ces jours derniers, moins dure aussi, mais encore loin d'être à niveau avec le restant de la lèvre. Nouvelle épilation aujourd'hui.

Le 24. Vient à la consultation. Toujours plaque épaisse et saillante, mais moins rouge. Il a en ce moment encore du coryza. Les poils repoussés semblent un peu plus grêles que ceux des parties voisines, ils sont tordus sur eux-mêmes. Il n'y a pas de parasites.

Le 30. Nouvelle scarification ponctuée.

4 juillet. Trois épilations. Amélioration notable.

Octobre 1880. Nouvelle récidive; placard vésiculo croûteux, œdème, une scarification et trois épilations.

Mars 1881. Il rentre de nouveau à l'hôpital, pour la même affection qui n'a jamais disparu. Coryza, croûtes épaisses, induration en nappe, épaississement et œdème.

Le 14. Epilation.

Obs. XIII. — Eczéma récidivant de la lèvre supérieure.
Eczéma simple de la barbe.

Marle, 38 ans, courtier en vins, n° 71. Alcoolique.

Première attaque en janvier 1878; deuxième en 1879; troisième en février 1880.

Aujourd'hui, plaque épaisse du sillon médian de la *lèvre inférieure*; avec légère induration; poils rebroussés en haut, fissure sous-nasale. Deux plaques épaisses avec larges ulcérations au menton; quelques plaques dans les joues. Quatre épilations. Guérison en deux mois.

Obs. XIV. — Eczéma récidivant de la lèvre supérieure (6 atteintes).

Cahen, 48 ans, homme de peine. 10 avril 1880. Lymphatique. Variqueux. Coryza fréquents. Alcoolique.

Première atteinte en 1871; deuxième en 1874; troisième en 1875; quatrième en 1879; cinquième en février 1880.

Aujourd'hui il y a sous la narine gauche une large plaque occupant le sillon médian et le débordant de quelques milimètres à gauche. Croûtes très épaisses; fissure sous nasale. En dehors, à gauche, quelques croûtes plus minces sur la joue droite, large plaque rouge et croûteuse; sur la joue gauche quelques vésico-pustules. Cataplasmes, quatre épilations de la lèvre supérieure.

En octobre 1880, 5e récidive, 3 épilations. Huile de cade.

Obs. XV. — Eczéma récidivant de la lèvre supérieure.
Eczéma du menton.

Champagne, 49 ans, tanneur. Rhumatisant.

Il y a vingt-cinq ans, eczéma du sillon sous-nasal et du menton. Depuis, tous les trois à quatre mois poussées sur ces régions et sur les joues.

Il y a dix mois récidive par la lèvre supérieure et le menton.

Dans le sillon médian et le débordant de 3 à 4 millimètres de chaque côté, plaque jaune grisâtre, sèche et épaisse, traversée de poils épais; au-dessous petites ulcérations et fissures de la cloison et de l'aile gauche du nez. Rien dans les fosses nasales.

Sur le menton, très large plaque croûteuse et suintante, nombreuses ulcérations. Quelques placards sur les joues. Cataplasmes. Deux épilations de la lèvre supérieure et du menton.

Obs. XVI. — Eczéma récidivant de la lèvre supérieure.

Aucordonnier, 48 ans, maçon. Migraineux. Rhumatisant. Coryza fréquent. Alcoolique.

Sept récidives depuis trois ans. Il y a trois semaines, huitième récidive.

Large plaque sous-nasale, de 3 centimètres de large sur 2 de haut, empiétant un peu plus à droite, légèrement suintante. Fissure légère de la sous-cloison. Poils rebroussés en haut.

Guérison en trois semaines. Trois épilations. Sirop alcalin.

Obs. XVII. — Eczéma récidivant de la lèvre supérieure.

Robert, 30 ans. Lymphatique. Coryza fréquent.

Il y a deux ans eczéma de tout le monton et des joues. Guérison au bout de six mois. Mais à chaque ribote nouvelle poussée.

Il y a un an, placard de la lèvre supérieure; depuis récidives fréquentes. Dernière poussée il y a un mois.

Sous la narine droite, en dehors du sillon médian, placard de 2 centimètres de large sur 1 et demi de haut, sec, croûteux, fissure sous la sous-cloison. Peau légèrement indurée.

Obs. XVIII. — Eczéma de la lèvre supérieure, de la barbe, des cils. Pityriasis et alopécie de la tête.

Pannetier, 36 ans, maçon, janvier 1881.

1868-70, eczéma du cuir chevelu. 1870-72, coryza-eczéma du sillon médian de la lèvre supérieure. 1875, nouvel eczéma de la lèvre supérieure; en même temps placard dans toute la barbe, aux cils; pityriasis du cuir chevelu.

Aujourd'hui : 1o Toute la lèvre supérieure est rouge, recouvertes de croûtes épaisses, mamelonnées, avec une toute petite fissure sous-nasale.

2o Sur les joues et sous le monton, croûtes blanchâtres, peu épaisses, se détachant facilement; sur la houppe du menton croûte épaissse, adhérente aux poils.

3o Pityriasis léger de la tête; deux grandes plaques; sur le pariétal gauche et l'occipital en grande partie dégarnie de cheveux.

4o Petites croûtelles sur les cils. Le bord des paupières est d'un rouge vif.

Caoutchouc. Douches. Epilation de la lèvre supérieure et du menton.

Obs. XIX. — Eczéma de la lèvre supérieure. — Eczéma de la barbe.

Dosailly, 44 ans. Coryza fréquent. Alcoolique.

Depuis deux mois, eczéma de la lèvre supérieure. Dans le sillon médian placard typique, fissure de la sous-cloison. A l'union de la lèvre et de l'aile du nez, de chaque côté une petite fissure longitudinale. Depuis quelques jours apparition de croûtes peu épaisses sur les joues et le menton. Epilation.

Obs. XX. — Eczéma récidivant de la lèvre supérieure.
Eczéma de l'aisselle et du pubis.

Fretin, 60 ans. Rhumatisant. Alcoolique.

En décembre 1880, coryza ; en avril 1880 attaque d'eczéma sous-nasal. Récidive en septembre 1880. En même temps eczéma de l'aisselle et du pubis. Sous la sous-cloison placard croûteux, épais, noirâtre sans fissure.

Dans l'aisselle, rougeur vive sans induration ni épaississement de la peau. Croûtes jaunâtres légères mais abondantes. Au pubis, rougeur érythémateuse s'étendant au delà de la zone pileuse, recouverte de croûtes peu épaisses. Peu de suintement. Eruption abondante de furoncle sur tout le corps, surtout dans le dos.

Epilation sur la lévre. Caoutchouc pour l'aisselle et le pubis; plus tard liniment oléo-calcaire. Guérison en deux mois.

Obs. XXI. — Eczéma de la lèvre supérieure avec œdème considérable.
Eczéma sycosiforme de la barbe.

Virot, 44 ans, tourneur. Alcoolique.

Il y a vingt ans, large plaque indurée, tuberculeuse vers l'angle gauche de la mâchoire et dans la région sous-maxillaire. Il y a quatre ans nouvelles plaques indurées dans la région maxillaire.

Récidive il y a deux ans et demi. Il y a dix-huit mois, à la suite d'un coryza, placard de la lèvre supérieure.

Aujourd'hui : 1° Placard sous-nasal d'un rouge vineux, peu croûteux, mais avec un épaississement considérable de la peau à ce niveau dû à l'œdème et à l'hypertrophie du tissu cellulaire, et qui bouche en partie les orifices du nez.

2° Toute la joue gauche et la région sous-maxillaire sont rouges, couvertes de croûtes peu épaisses, présentant des pustules et de très nombreux tubercules reposant sur des masses indurées. Mêmes lésions moins prononcées sur la joue droite. Pas de parasites. Epilations et scarifications des joues; scarification de la lèvre supérieure.

Obs. XXII. — *Eczéma sycosiforme de la barbe.*

Poirier (Julia), 31 ans, commis de magasin, entre le 24 avril 1880, au n° 2 de Saint-Léon.

Aucun antécédent chez ses parents. Pas d'antécédents personnels ; pas de rhumatismes, ni d'hémorrhoïdes, ni de varices. C'est un homme d'une bonne santé, un peu anémique, d'une figure pâle avec rougeur des pommettes. Sa vie est sobre ; jamais d'excès alcooliques ; use fréquemment de café ; fume peu.

Son affection a commencé il y a dix-huit mois. C'est à la suite de ses 28 jours en novembre 1878, à la suite de surmenage pendant les grandes manœuvres et après une série de rasures (il portait avant la barbe toute grande) qu'il a commencé à éprouver des démangeaisons du côté droit de la face, très peu à gauche. A part la fatigue, sa vie a été aussi sobre que d'habitude : nourriture peu succulente du soldat ou de l'habitant, pas d'excès de vin. Aux démangeaisons ont succédé quelques vésicules bientôt disparues.

Les 28 jours faits, il laisse croître sa barbe. Deux mois après réapparition de vésico-pustules et de croûtes surtout du côté droit; l'affection a gagné peu à peu toute la barbe, toujours prédominante à droite.

24 avril. On trouve aujourd'hui, la barbe étant coupée, la lésion occupant principalement les parties pileuses de la joue, respectant la moustache.

Sur la joue droite, à l'origine de la barbe, existe une plaque de

6 centimètres, large de 3, à fond rouge, couverte de desquamation épidermique et de petites croûtelles jaunâtres, humides, molles, melliformes, englobant les poils à leur émergence.

Au-dessous de cette plaque on en trouve une autre plus grande de 10 sur 4 environ, s'arrêtant exactement au bord inférieur de la mâchoire. La surface en est rouge desquamative, avec quelques pustules traversées par des poils, et avec des croûtes jaunes, assez épaisses au-dessus desquelles la peau est exulcérée en forme de cupules au fond desquelles on trouve les orifices pileux.

Cette plaque s'étend un peu sur la région mentonnière et sous-mentonnière, et présente des indurations notables. Toute la peau au niveau de la portion moyenne du rebord du maxillaire à droite forme une large plaque épaissie, indurée, et sur laquelle on sent des noyaux durs, multiples. Il y a surtout un noyau considérable derrière l'angle droit de la mâchoire. Sur la joue gauche dans le 1|3 inférieur, on trouve de petits placards jaunâtres; l'orifice des poils est entouré d'une zone érythémateuse et d'un cercle induré, qui fait une saillie notable au-dessus du niveau de la peau. Au sommet d'un certain nombre de ces saillies, points blanchâtres.

Dans la région sous-maxillaire sont disséminées des croûtes.

Le 26. Cataplasme sur les parties malades ; douches de vapeur.

Les croûtes sont déjà presque entièrement tombées. Les surfaces sont légèrement suintantes.

6 mai. Amélioration : les parties malades sont plus souples ; il n'y a plus que très peu de démangeaison.

Les croûtes et les ulcérations ont disparu, mais toute la région de la barbe est d'un rouge vif, parsemée encore de pustules et d'indurations. Il y a un engorgement ganglionnaire rétro-maxillaire.

Les poils examinés au microscope ne présentent pas de traces de parasites.

Le 8. Première épilation.

Toute la joue droite, la partie droite de la région mentonnière et sous-maxillaire ont été épilées.

De toutes les petites saillies répondant chacune à un poil sort une gouttelette de pus.

L'épilation n'a pas été partout très bien faite; on trouve des poils cassés ou laissés de côté par la pince. A la loupe, on aperçoit de très petites excoriations et de très petits abcès intradermiques. Çà et là quelques fissures superficielles.

Mentonnière de caoutchouc; douches.

Le 11. On a fini d'épiler ce matin.

Le 19. Amélioration très notable ; mais les plaques eczémateuses restent toujours d'un rouge vif, et les nodus, quoique notablement diminués, persistent encore. La peau, quoique beaucoup plus souple qu'à l'entrée, est encore épaissie.

Les poils repoussent sous forme de follets coniques, décolorés à la pointe, plus gros et noirs à la base.

Comme résolutif, on va appliquer de la pommade Hébra étendue sur une flanelle.

1er juin. La pommade de Hébra est difficilement supportée ; on doit en alterner l'usage avec pommade au cérat et bismuth pendant le jour ; pendant la nuit, caoutchouc, douches.

La partie supérieure des plaques est d'un rouge rosé ; la peau a presque, à ce niveau, sa souplesse et son épaisseur normales ; mais, sur les parties latérales de la région mentonnière, et sur le menton même on sent encore des plaques indurées, et de petits tubercules; à ce niveau la rougeur est encore intense.

Le 2. Deuxième épilation.

Le 12. Les poils ont repoussé drus. Il y a une amélioration considérable ; la coloration de la peau est presque normale, excepté dans la région mentonnière. Çà et là encore quelques vésicules. Les nodosités ont presque entièrement disparu, excepté celle qui est derrière l'angle droit de la mâchoire, et qu'on sent encore bien. L'usage de la pommade de Hébra a été suspendu par le malade lui-même, car elle amenait des picotements et une sensation de tension.

Le caoutchouc dont le malade se sert depuis un mois est devenu légèrement transparent, mou et un peu perméable. On le remplace.

Le 20. Troisième épilation faite par le malade lui-même, parachevée par un autre malade du service. Cette épilation a été faite avec beaucoup de soin.

Encore une légère coloration rouge, mais il n'y a plus d'induration nulle part. Souplesse normale. Peau lisse. Mais à la loupe on voit encore quelques soulèvements de l'épiderme remplis de sérosité purulente. En somme guérison presque complète.

On reprend la pommade de Hébra, qui est cette fois bien supportée.

Il sort entièrement guéri le 12 juillet.

Obs. XXIII. — Eczéma sycosiforme de la barbe.

Villa (Louis), 25 ans, maçon. Entre au n° 70, Saint-Léon, le 7 juin 1880.

Aucun antécédent ni chez ses parents ni chez lui; pas de traces de scrofule, ni d'arthritisme.

Homme vigoureux, né à Ferrière en Italie; à Paris depuis cinq ans. Boit un litre de vin par jour, et la goutte tous les matins, mais il ne peut supporter une plus grande ration d'alcool.

L'affection a débuté il y a trois ans, deux jours après avoir été rasé par un barbier, par un développement de vésico-pustules, puis de croûtes suintantes sur les parties pileuses de la joue droite et gauche. La lésion se limite exactement au bord inférieur de la mâchoire, sans envahir la moustache, le menton, la région sous-maxillaire. La lésion ainsi localisée est restée stationnaire pendant deux ans, diminuant légèrement par moment, augmentant d'intensité quand il avait bu un verre de vin de plus que d'habitude. Pour tout traitement il se met sur les joues une pommade blanche.

Il entre en septembre 1879 dans le service de M. Besnier. Epilation, cataplasmes, douches de vapeur. Sort du service au bout de vingt jours considérablement amélioré, mais non guéri. Au bout de très peu de temps réapparition de vésico-pustules et de croûtes. Depuis quinze jours la lésion a atteint les parties latérales du menton et une partie de la région sous-maxillaire. Il entre de nouveau le 7 juin 1880.

Le 7. Toutes les parties pileuses des joues sont d'un rouge vif, avec des squames épidermiques légères, peu abondantes. Très peu de croûtelles jaunâtres. Le suintement des parties a toujours été très léger.

A ce niveau la peau est épaisse et dure. De plus elle offre à la palpation de très nombreuses petites saillies, constituées par des nodus inflammatoires autour du follicule pileux. Ces nodus n'atteignent un gros volume qu'à la partie postéro-inférieure de la joue gauche. Ces nodosités sont assez superficielles et ne s'enfoncent pas profondément dans le derme. Çà et là quelques vésico-pustules en voie d'évolution à la base des poils. Quelques exulcérations légères.

En dehors de ces plaques jugales, on trouve sur le menton une pulvérulence généralisée, et quelques placards vésiculo-croûteux. De même à la région sous-maxillaire, le tout parsemé de quelques petits tubercules. Rien aux autres parties pileuses de la face.

Le 12. Cataplasme. Douches. Epilation complète des joues, du menton, de la région sous-maxillaire ; elle a été faite rapidement, en une heure et demie: elle a été assez douloureuse surtout au menton.

Toutes les plaques paraissent rouges, lisses; mais les abcès miliaires, dus à l'épilation, sont très nombreux. Les tubercules sont encore très visibles.

Le 18 juin. Les plaques sont toujours très rouges. Çà et là quelques vésico-pustules ou des papules rouges. Les tubercules ont sensiblement diminué de volume; deux indurations sont encore notables aux extrémités droite et gauche du bord du maxillaire.

Le 27. Deuxième épilation.

Le 30. La peau a recouvré sa souplesse, sa douceur et son épaisseur normales; les indurations ont entièrement disparu excepté à l'extrémité droite de la mâchoire. La rougeur des plaques est toujours très prononcée; aujourd'hui, il y a cependant plutôt un piqueté rougeâtre qu'une rougeur générale.

9 juillet. Le malade a quitté son caoutchouc, et est mis à la pommade de Hébra. Couleur presque normale des plaques. Toute induration a disparu.

22 juillet. Sort entièrement guéri.

Obs. XXIV. — Eczéma sycosiforme de la barbe et de la moustache. Apparence lupique des joues.

Richard (Louis), 34 ans, journalier. Entré le 4 novembre 1880, salle Saint-Jean, n° 33, service de M. Vidal.

Glandes dans l'enfance; sujet aux migraines.

L'affection a débuté il y a deux ans, à la suite d'un coryza, par une plaque sous-nasale, qui a eu des alternatives de mieux et de pis et n'a jamais disparu. Sept mois après sont apparus peu à peu de gros boutons à la partie supérieure de la joue gauche, dans la barbe. Ces boutons, peu nombreux à gauche, se montrent sur la joue droite en grande abondance; en cinq ou six mois ils avaient envahi le menton et la région sous-maxillaire. Il use successivement de pommade camphrée, soufrée, huile d'olives, onguent citrin.

Entre pour la première fois à l'hôpital, chez M. Guibout, au mois d'août. La barbe tout entière n'était qu'une croûte recouvrant des indurations nombreuses. Cataplasmes, bains, épilation. Dans certains points, où siégeaient les plus gros boutons, les poils venaient avec une extrême facilité; sur d'autres, ils tenaient bien. A la suite de l'épilation toute la surface était d'un rouge vif de plus sur les joues, où les indurations étaient le plus nombreuses, la peau est restée mince, absolument lisse, couverte de très peu de poils. Sort en septembre, non encore guéri.

Rentre en novembre : croûtes très épaisses et très abondantes, tubercules nombreux. Cataplasmes; rasure une ou deux fois par semaine. Bains à l'hydrofère. Huile de foie morue.

En novembre entre dans le service de M. Vidal. Sur la joue droite, vaste plaque de 6 centimètres de long sur 5 à 6 de large, irrégulièrement losangique, d'aspect d'un rouge intense, épaisse à épiderme mince, absolument lisse et tendue, d'apparence lupique. Sur cette plaque on sent çà et là quelques noyaux indurés. En arrière de cette plaque, le long du bord postérieur du maxillaire inférieur, il y a une bande de peau saine, à poils nombreux. Au niveau de chaque poil on sent une petite saillie correspondant a une induration.

Snr la joue gauche, une plaque moins large, d'aspect moins lisse, et moins tendue, à poils beaucoup plus nombreux. Cependant il y a en avant et en haut une petite plaque absolument lisse et presque glabre. On sent de nombreuses indurations grosses comme des lentilles. Sur le reste des joues, le menton, la région sous-maxillaire, noyaux d'induration nombreux, recouverts de croûtes ou de desquamation épidermique. Légère plaque dans le sillon de la lèvre supérieure. Pas de spores dans les poils.

Cataplasme. Douches. Bains à l'hydrofère. Sur la face, emplâtre rouge d'oxyde de plomb.

13 décembre. Scarifications linéaires des deux plaques jugales.

Le 25. Amélioration très notable. Peau plus souple et plus

mince. Tubercules moins volumineux et moins nombreux. Croûtes ont disparu.

3 janvier. Deuxième scarification.

Obs. XV. — Eczéma sycosiforme du menton. — Eczéma simple de la lèvre supérieure et des joues.

Abondance (Marie-Isidore), 33 ans, cocher, entré le 27 décembre 1880, salle Saint-Léon, n° 15.

Père rhumatisant. Dans l'enfance glandes, maux d'yeux. Légèrement alcoolique.

En mars 1879, coryza; placards d'eczéma sous-nasal; une autre plaque sur le côté gauche de la moustache.

Sur la lèvre inférieure, le menton et les joues, placards eczémateux, indurés par places. Entre dans le service. Traitement: cataplasmes, douches, 2 épilations.

Guérison complète jusqu'en décembre 1880.

A ce moment, huit jours après une rasure, apparition de gros boutons sur la région du menton, de la lèvre supérieure, sur les joues. Dès qu'il s'aperçoit de l'existence de ces boutons il les brûle à l'eau blanche. L'inflammation augmente.

Etat actuel. — Tout le menton est occupé par une vaste plaque, épaisse, indurée, à bosselures irrégulières et du volume d'un pois ou d'une petite noisette, la peau est recouverte de croûtes très épaisses.

A la lèvre supérieure, rien dans le sillon médian, mais au-dessous de la narine gauche et jusqu'à 3 cent. en dehors, plaque rouge, sèche, avec quelques croûtelles jaunâtres; la peau est à ce niveau épaisse, sans noyau d'induration.

Sur la joue gauche, dans les parties pileuses, deux petits placrds ar rondis.

Cataplasmes.

29 décembre. Les croûtes du menton sont tombées; on voit bien les tubercules; il y a, çà et là, quelques vésico-pustules, disséminées surtout dans la région sous-maxillaire.

Au niveau des tubercules les poils sont rares; ils tombent en partie sur les cataplasmes. Ils viennent à la pince sans casser, avec la plus grande facilité.

Avec toute l'attention possible, on n'a pu trouver aucun parasite.

Epilation 30 décembre.

14 janvier 1881. Tout le menton est occupé par de très nombreuses petites plaques rouges cohérentes, sans croûtes. Les indurations ont beaucoup diminué depuis l'épilation.

Cataplasmes fécule. Cérat.

Obs. XXVI. — Eczéma sycosiforme léger.

Tartaut (Victor), agriculteur, actuellement soldat au 113e de ligne, 23 ans. Vient à la Clinique.

15 mai 1880. Homme fort, un peu dyspeptique depuis 1 an.

Début il y a 4 ans, après quelques mois d'une vie peu sobre. Apparition d'une plaque eczémateuse à la partie supérieure de la joue droite, dans la barbe. En trois semaines la lésion gagne toute la barbe, ne respectant que les lèvres.

Dérivatifs, pommade ? Coupe sa barbe, se met à un régime très sobre : eau rougie, peu de viande, peu de tabac.

Depuis, à plusieurs reprises par un traitement suivi, les croûtes ont disparu, mais il restait toujours de la pulvérulence et de la rougeur.

En 1877, de nouveau, après quelques excès, apparition d'une forme nouvelle : taches pulvérulentes au centre, cercle rouge à la périphérie. Ces plaques nombreuses arrondies, disséminées çà et là sur les joues et dans la région sous-maxillaire, sont localisées exclusivement dans les parties pileuses ; au-dessous de l'angle de la mâchoire plusieurs de ces plaques sont réunies.

Il entre au Val-de-Grâce, où l'on fait le diagnostic d'*Herpès circiné :* Cataplasme, amidon, glycérine. Onction au sublimé. Bains d'amidon. Il coupe sa barbe et s'épile lui-même une quinzaine de fois.

Au bout de six semaines, sort à peu près guéri ; mais il reste encore quelques vésicules çà et là et de la rougeur.

Un mois après nouvelle poussée ; cette fois de gros boutons, très durs, formant par leur réunion de grosses saillies recouvertes de desquamation et d'un peu de croûtes.

Il rentre au Val-de-Grâce. Pommade au turbith ; cataplasmes, amidon; se réépile lui-même. Au bout de trois mois il sort, les saillies singulièrement diminuées de volume, mais encore un peu indurées.

Il reste pendant quinze mois a peu près guéri, mais avec de la pulvérulence dans les parties pileuses de la face.

Enfin, dernière rechute il y a trois semaines sans cause connue peut-être parce que depuis trois mois il fume beaucoup. Apparition de vésicules extrêmement nombreuses sur les joues, puis de croûtes.

Engorgement ganglionnaire retro-maxillaire à droite.

Etat actuel. — Toute la partie droite de la barbe présente une apparence rouge et des croûtes épidermiques légères et peu étendues. De plus, çà et là, des pustules, traversées à leur base par des poils, et formant une saillie notable et dure.

Sur la joue gauche et dans la région sous-maxillaire mêmes lésions ; mais, si les parties malades n'ont plus leur souplesse normale, si les tubercules sont nombreux, il n'y a nulle part ni induration en nappe, ni saillies volumineuses.

Les poils ont leur grosseur et leur couleur normales ; ils ne cassent pas. Au microscope il n'y a apparence ni de spores, ni de tubes.

Traitement : Cataplasmes. Epilation.

22 mai. La tension et la rougeur moindres. Les saillies ont presque entièrement disparu. On ordonne pommade de Hébra dans la journée, les cataplasmes la nuit.

Le 25. La pommade de Hébra a amené une abondante éruption de vésico-pustules.

12 juin. Il n'y a plus ni desquamation, ni rougeur intense, ni saillies. Les poils ont repoussé normalement ; mais à la base d'un grand nombre de cheveux, surtout à droite, il y a vésicules de dermite.

Le 26. Nouvelle épilation. La rougeur n'existe plus que sur les parties supérieures des joues. Il n'y a plus de vésicules ni d'induration. La rasure ramène toujours une légère inflammation.

En somme, guérison presque complète. Nous ne revoyons plu le malade.

Réflexion : Si la lésion, que le malade portait au moment de ses deux entrées au Val-de-Grâce, pouvait être d'origine parasitaire, celle que nous avons soignée ne l'était certainement pas.

Obs. XXVII. — Eczéma sycosiforme de la barbe.

Brillant, 26 ans. Alcoolique.

Début il y a deux mois par vésicules et de petites croûtelles disséminées sur un fond rouge vif, d'abord sur les joues, puis sur les parties latérales du menton.

Se traite par du savon de goudron et de l'onguent citrin; l'inflammation augmente.

Sur les deux joues, dans les parties pilaires, large plaque irrégulière, à fond d'un rouge vif, présentant de très nombreuses pustules traversées par des poils et formant saillies, reposant elles-mêmes sur une surface épaissie. Par la pression on fait sortir des gouttelettes de pus. Sur le menton petits placards séparés les uns des autres.

Cataplasmes. Epilations. Pas de parasites.

Obs. XXVIII. Sycosis parasitaire.

Dufresnoy (Alphonse), polisseur, 33 ans, vient le 13 mai 1880 à la consultation.

Homme dyspeptique, assez sobre. L'affection a débuté il y a trois semaines, à la suite d'une rasure chez le barbier; le lendemain, démangeaisons vives sur la partie latérale droite de la région sous-maxillaire, puis formation de croûtes que le malade arrache, il s'est formé des plaques multiples, arrondies et blanches. Ces plaques se sont bientôt réunies les unes aux autres, se sont couvertes de pustules, sont devenues saillantes. Elles ont envahi les parties inférieures et latérales de la barbe.

Etat actuel.— La lésion, à l'exception de deux ou trois points dans la barbe, est localisée à la région sous-maxillaire. On y voit une large plaque allongée de 5 à 6 centimètres dans le sens horizontal et 1 cent. 1[2 en hauteur. En dehors et plus haut est une plaque arrondie plus petite. Ces plaques d'un rouge vif intense, entourées d'une zone erythémateuse, sont fortement indurées, fortement saillantes, à bords très nets et irréguliers. Leur surface n'en est pas lisse, mais présente de nombreuses bosselures, grosses comme des petits pois. Çà et là, dans la barbe, quelques croûtelles jaunâtres au-dessous desquelles la peau est exulcérée et quelques petites pustules. Au niveau des plaques les poils sont plus rares ; à la base de nombreux poils on voit des pustules indurées ; quelques poils cassés à niveau ; les autres ont leur coloration, leur volume, leur longueur normaux.

En outre, sur le côté droit du cou, il y a une plaque irrégulièrement arrondie, rouge, un peu desquamative. Au microscope on trouve des spores nombreuses.

Traitement : Cataplasme, épilation.

20 mai : La plaque sous-maxillaire, encore d'un rouge vif, est beaucoup moins saillante, mais elle présente encore de nombreuses pustules traversées par des poils. Les croûtes de la barbe sont presque entièrement disparues.

2e épilation, douches de vapeur.

Obs. XXIX. — Sycosis parasitaire.

Gautier, 48 ans, entré le 20 juin, salle Saint-Louis (service de M. Fournier).

Début de l'affection il y a quinze jours, sans cause connue. Il se rase toujours lui-même, rasoir bien propre. A débuté par des vésico-pustules sur la joue gauche, a vite gagné tout le restant de la barbe. En outre, sur le cou, le front, larges bulles blanches purulentes, laissant à découvert, après avoir crevé, des surfaces rouges et circinées. Sensation de prurit intense. Il se frictionne cinq fois avec une pommade rouge donnée par un pharmacien, l'inflammation augmente considérablement.

A son entrée, la région entière de la barbe n'est qu'une vaste croûte, noirâtre, fétide. Les croûtes tombées, on voit des plaque, rouges, exulcérées, suppurantes et de très nombreuses pustules traversées de poils. La surface de la peau est très épaisse et mamelonnée, prise dans toute son épaisseur. L'induration est généralisée dans toute la région mentonnière, sous-maxillaire et jugale ; çà et là, plaques où les poils sont entièrement tombés ou rares, où les poils sont cassés.

La lèvre supérieure, très rouge, est œdématiée. Surfaces rouges circinées sur le front et le cou. On trouve encore sur le premier métacarpien droit, à son extrémité supérieure, une superbe bulle, remplie d'un pus blanc; une fois crevée, il reste une surface lisse, brillante, entouré d'une collerette épidermique. Le liquide bulleux et les poils sont remplis de spores.

Pour le moment émollients, plus tard épilation.

Obs. XXX. — Sycosis primitif non parasitaire.

Dufour, 43 ans, terrassier.

Début il y a quatre semaines, peut-être après rasure. La lésion, exactement limitée à la partie inférieure du menton, a débuté par des vésico-pustules peu nombreuses, qui ont formé quelques plaques jaunâtres, peu épaisses, peu suintantes. Il y a trois semaines, se frictionna avec une pommade blanche ; les croûtes deviennent plus épaisses et brunâtres. On constate au sommet du menton une large plaque, à croûtes épaisses englobant les poils. Au-dessous, la peau est rouge, exulcérée ; elles présentent, outre les pustules traversées de poils, quelques petites indurations tuberculeuses, petites. Les poils viennent à la pince sans se casser, ne renferment pas de parasites.

Cataplasmes, douches vapeur, épilation.

INDEX BIBLIOGRAPHIQUE

SAUVAGES. — Nosologia methodica, 1768.

V. SWIETEN. — Commentaria in Hermannii Boerhaave aphorismos de cognoscendis et corandis morbis, 1773.

LORRY. — Tractatus de morbis cutaneis.

BATEMAN. Practical sypnopsis of cutaneous diseases, 1813.

ALIBERT. — Précis théorique et pratique des maladies de peau.

PLUMBE. — A practical Treatise on diseases of the skin, 1827.

BAZIN. — Leçons théoriques et cliniques sur les affections cutanées de nature arthritique et dartreuse, 1860.

— De la scrofule, 1861.

— Leçons théoriques et cliniques sur les affections cutanées parasitaires, 1858.

DEVERGIE. — Traité pratique des maladies de la peau, 1863.

HARDY. — Leçons sur les maladies dartreuses, 3e édit., 1868.

— Art. Eczéma, Dictionnaire de médecine et de chirurgie pratiques, 1870.

HEBRA. — Traité des maladies de la peau. — Traduction Doyon, 1869.

COLSON. — De l'emploi de la toile de caoutchouc vulcanisé dans les maladies dartrêuses. Gazette des hôpitaux, 1869.

GOYAT. — Eczéma des paupières. Th. Lyon, 1871.

BESNIER. — De l'emploi de la toile de caoutchouc dans les affections cutanées. Bulletin général de thérapeutique, 1875.

GUIBOUT. — Leçons cliniques sur les maladies de la peau, 1876.

— Nouvelles leçons cliniques, 1879.

KINZELBACH. — De l'eczéma piliaire de la lèvre supérieure. Th, Paris, 1879.

NEUMANN. — Traité de maladies de peau. Trad. Darin, 1880.

VIDAL. — De l'eczéma. Gazette des hôpitaux. Janvier 1880.

— De l'eczéma pilaire. Leçon inédite.

TABLE DES MATIÈRES

Paris. — A. PARENT, imp. de la Faculté de Médecine, r. M.-le-Prince, 29-31.

A LA MÊME LIBRAIRIE

CARRIÉ. **Contribution à l'étude des causes empêchant l'ablation définitive de la canule après la trachéotomie chez les enfants.** In-8, 1879. 2 fr.

DESEILLE. (J.). **De la médication salicylée dans le rhumatisme chez les enfants.** In-8, 1879. 2 fr.

HUGUES. (J.-L.). **Quelques considérations sur le traitement de la phthisie pulmonaire par la créosote vraie,** In-8 1878 1 fr. 50

OCTAVE ORTIZ COFFIGNY. **De l'ictère dans les kystes hydatiques du foie,** in-8, 1881.

LAGORGE (De). **De la méthode d'Esmarch** et en particulier de l'hémorrhagie capillaire consécutive. In-8 1879. 2 fr.

LATTEUX (Dr). chef du laboratoire d'histologie de l'hopital Necker, lauréat de la Faculté de médecine de Paris, officier d'Académie. **Manuel de technique microscopique,** ou résumé des connaissances nécessaires a ceux que commencent l'étude du microscope. 1 vol. in-8, avec figures dans le texte. 18:7 Br 5 fr.
Rel. 6 fr

LE GARREC. **Etude sur l'emploi des bougies de Bénique dans le traitement des rétrecissement de l'uréthre.** In-8, 1876 2 fr.

MARTINET (J.). **Etude clinique sur l'uréthrotomie interne.** avec une planche en lithographie. Paris, 1876 2 fr.

PARROT. **Leçons cliniques sur les maladies des nouveau-nés.** Syphilis héréditaire, athrépsie, faites à l'hospice des enfants assistés. In-8, 1878 2 fr.

RAVAUD. **Essai clinique sur les nystagmus.** In-8. 1877 2 fr.
(Mention honorable.)

STEINER (J.). **Compendium des maladies des enfants à l'usage des étudiants et des médecins.** 1 vol. in-8, 1880. XXIII. 773 p. Br. 12 fr.
Traduit sur la 3e édition allemande par le Dr Keraval Rel. 14 fr.

STOICESCO. **Du frisson (pathogénie et nature) ; sa valeur séméiologique pendant l'état puerpéral.** avec 34 tracés thermosphygmiques. In-8, 1876. (Ouvrage couronné) 4 fr.

Paris. — A. PARENT, imprimeur de la Faculté de Médecine, rue M.-le-Prince, 29-31.

www.ingramcontent.com/pod-product-compliance
Ingram Content Group UK Ltd.
Pitfield, Milton Keynes, MK11 3LW, UK
UKHW020253220726
13923UKWH00002B/914

9 782019 271749